YOUNG ACADEMICS

Pflegewissenschaft | 1

Christina Filipe | Sandra Wöbeking

Handlungskompetenz in der Pflegeausbildung fördern

Konzeptionelle Entwicklung einer Ausbildungsstation

Mit einem Vorwort von Frauke zu Klampen-Daun, B.A., M.A.

Tectum Verlag

Christina Filipe | Sandra Wöbeking
Handlungskompetenz in der Pflegeausbildung fördern
Konzeptionelle Entwicklung einer Ausbildungsstation

Young Academics: Pflegewissenschaft; Bd. 1

© Tectum – ein Verlag in der Nomos Verlagsgesellschaft, Baden-Baden 2023
ISBN 978-3-8288-4850-4
ePDF 978-3-8288-7970-6
ePub 978-3-8288-7971-3
ISSN 2940-0414

Umschlagabbildung: © Christina Filipe | Sandra Wöbeking

Gesamtverantwortung für Druck und Herstellung:
Nomos Verlagsgesellschaft mbH & Co. KG
Printed in Germany

Besuchen Sie uns im Internet
www.tectum-verlag.de

Bibliografische Informationen der Deutschen Nationalbibliothek
Die Deutsche Nationalbibliothek verzeichnet diese Publikation
in der Deutschen Nationalbibliografie; detaillierte bibliografische
Angaben sind im Internet über http://dnb.d-nb.de abrufbar.

Geleitwort

„Erklärt es uns und wir werden es vielleicht behalten. Zeigt es uns und wir werden es nachvollziehen können. Traut uns etwas zu und lasst uns eigene Erfahrungen machen, dann werden wir über uns hinauswachsen."

Das Zitat, welches die Autorinnen als Rahmen für ihre Bachelorarbeit mit dem Titel: „Etablierung einer Ausbildungsstation – eine konzeptionelle Entwicklung für Theorie und Praxis" gewählt haben, beschreibt eindeutig die Situation, der sich die Auszubildenden und Lehrenden in der heutigen Zeit gegenüber sehen.

Tatsächlich hat der Begriff „Kompetenzorientierung" durch das Pflegeberufegesetz aus dem Jahr 2020 eine ungleich höhere Bedeutung bekommen, was beide Seiten der an der Ausbildung Beteiligten bei der Vermittlung vor große Herausforderungen stellt.

Für diese Bachelorarbeit der Autorinnen ergab sich hieraus folgende Forschungsfrage: *„Wie muss eine Ausbildungsstation konzipiert sein, um die Handlungskompetenz der Auszubildenden zu fördern und so eine prozessorientierte Pflege zu erreichen?"*

Die Arbeit wurde als Gruppenleistung verfasst, was es den Autorinnen hervorragend ermöglicht die Konzeption einer Ausbildungsstation aus zwei Blickwinkeln zu analysieren, um beide Ergebnisse im Anschluss in die Konzeption der beschriebenen Ausbildungsstation einfließen zu lassen.

Die Autorinnen haben sehr gut nachvollziehbar die Motivation für die Themenfindung der Arbeit mit den unterschiedlichen Schwerpunkten aus ihrer aktuellen beruflichen Situation (Praxisanleitung/Schulassistentin) begründet. Durch diese berufliche Situation gelingt es den

Autorinnen die wichtigen Aspekte der Konzeption einer Ausbildungsstation von Seiten der praktischen Ausbildung, sowie auch der theoretischen Ausbildung her zu beleuchten. Auch die gesetzliche Begründung
der Notwendigkeit dieser Ausbildungsform – basierend auf dem Pflegeberufegesetz – ist gut hergeleitet.

Bei der Betrachtung der Pflegeschule als theoretischen Ausbildungsträger geschieht dies schwerpunktmäßig durch die Auseinandersetzung
mit dem Begriff der Handlungskompetenz in der beruflichen Bildung,
seiner Verankerung im Pflegeberufegesetz und der Ausbildungs- und
Prüfungsverordnung sowie Möglichkeiten der Förderung von Kompetenzen im Rahmen des theoretischen und praktischen Unterrichts. Für
den Bereich der praktischen Umsetzung wurden bereits bestehende Konzepte beschrieben und analysiert, um im Folgenden eine eigene Konzeption zu erstellen.

Die dringend notwendige Verknüpfung der Ausbildung durch die beiden Ausbildungsorte (Pflegeschule und Praxisort) und deren Bedeutung
im Kontext einer Konzeptionierung einer Ausbildungsstation konnte
durch die so gelagerten Arbeitsschwerpunkte der Autorinnen hervorragend geschehen. Die Autorinnen vertreten hierbei eine eindeutige, wissenschaftlich begründete Meinung zu dem positiven Nutzen einer Ausbildungsstation.

Besonders hervorzuheben an der Abhandlung ist der hohe Grad des
Aktualitätsbezugs. Die Umsetzung einer – in der theoretischen, wie auch
praktischen Ausbildung – kompetenzorientierten generalistischen Pflegeausbildung ist eine der schwierigsten Aufgaben, der sich die in der Ausbildung Tätigen zurzeit stellen müssen. Hier bietet die von den Autorinnen entworfene Ausbildungsstation eine im hohen Grad nutzbare und
darüber hinaus wissenschaftlich hervorragend begründete Lösung an.

Die Arbeit zeichnet sich demzufolge durch einen hohen Praxisbezug
aus und zeigt neue, alternative und innovative Problemlösungen für das
Thema der kompetenzorientierten Ausbildung durch die Etablierung
einer Ausbildungsstation auf.

Besonders ist auch der Ausblick, der eine Vielzahl von weiteren
zukunftsweisenden Umsetzungsmöglichkeiten anvisiert, wie die Nutzung im Rahmen der Weiterbildung von Praxisanleiter*innen, einer inter-

disziplinären Ausrichtung und – als besonders innovativ zu betrachten – einer generalistischen Ausbildungsstation, auf welcher Menschen aller Altersgruppen versorgt werden.

Es bleibt für Auszubildende und alle anderen an der Ausbildung Beteiligten zu hoffen, dass Ausbildungsstationen nach dieser Konzeption zukünftig in der Realität umgesetzt werden.

Frauke zu Klampen-Daun, B.A., M.A.

Inhalt

Abkürzungsverzeichnis

ÄAPPO	Approbationsordnung für Ärzte
Abb.	Abbildung
Abs.	Absatz
AG	Arbeitsgruppe
BIBB	Bundesinstitut für Berufsbildung
BMG	Bundesministerium für Gesundheit
BR	Betriebsrat
bspw.	beispielsweise
bzw.	beziehungsweise
DBfK	Deutscher Berufsverband für Pflegende
Dr.	Doktor
et al.	et alii, et aliae
f.	folgende
ff.	fortfolgende
GuK	Gesundheits- und Krankenpflege
GuKi	Gesundheits- und Kinderkrankenpflege
HFH	Hamburger-Fern-Hochschule
HIPSTA	Heidelberger interprofessionelle Ausbildungsstation
IP	interprofessionell
JAV	Jugendauszubildendenvertretung
KMK	Kultusministerkonferenz
LE	Lerneinheit
MA	Mitarbeiterinnen
§	Paragraph
PA	Praxisanleitung

PflAPrV	Pflegeberufe-, Ausbildungs- und Prüfungsverordnung
PflBG	Pflegeberufegesetz
PJ	praktisches Jahr
o. ä.	oder ähnliche
o. S.	ohne Seitenangabe
SOL	Selbstorganisiertes Lernen
UE	Unterrichtseinheit
VW	Verbandwechsel
z. T.	zum Teil
%	Prozent

Vorwort

Die vorliegende Bachelorarbeit wird als Abschlussarbeit im Rahmen des Studiums der Berufspädagogik für Gesundheits- und Sozialberufe an der Hamburger-Fern-Hochschule (HFH) erstellt.

Sie beschäftigt sich mit der Etablierung einer Ausbildungsstation und anschließender eigener Konzepterstellung.

Die Autorinnen wurden durch ihre Tätigkeiten an einer Pflegeschule und als freigestellte Praxisanleitung in einem Krankenhaus der Maximalversorgung dazu motiviert, sich mit der Thematik ausführlicher zu beschäftigen. Gerade in der heutigen Zeit ist es enorm wichtig, dass Auszubildende eigenverantwortlich handeln lernen. Aufgrund des gemeinsamen Interesses und dem Vorteil, die Arbeit aus unterschiedlicher Sicht, Schule und Praxis, betrachten zu können, fanden sich die Autorinnen für diese Bachelorarbeit zusammen.

Die Literaturrecherche führten sie gemeinsam durch. Frau Wöbeking beschäftigt sich anschließend mit den Begrifflichkeiten der Handlungskompetenz und der Ausbildungsstation und mit der vergleichenden Betrachtung von zwei der drei Konzepten etablierter Ausbildungsstationen, sowie dem Zwischenfazit (Kapitel 3, 4). Frau Filipe beschreibt das Pflegeberufegesetz sowie die Verankerung der Handlungskompetenz in diesem. Des Weiteren entwickelt sie aufgrund der daraus gewonnenen Ergebnisse ein exemplarisches Konzept für die Etablierung einer Ausbildungsstation mit Inhalten zu dem Ausbildungsverständnis und Lehrkonzept, den Zielen, der Vorbereitung der Auszubildenden in der Praxis und der Umsetzung. Darüber hinaus gibt sie einen Ausblick für die Zukunft (Kapitel 3, 5, 6).

Das Hauptziel der Arbeit besteht darin, ein Konzept zu entwickeln, welches ermöglicht, eine Ausbildungsstation in einem Krankenhaus zu etablieren. Dazu schien es den Autorinnen sinnvoll, sich wissenschaftlich mit der Thematik auseinanderzusetzen und bereits bestehende Konzepte vergleichend miteinander zu betrachten, um auf diesem Wege eine eigene Ausbildungsstation kreieren zu können.

Von Februar 2022 bis Anfang Mai 2022 beschäftigten sie sich intensiv mit der Erarbeitung und dem Schreiben der vorliegenden Arbeit.

Die Autorinnen möchten sich für die Unterstützung während des Erarbeitungsprozesses durch die begleitenden Personen an dieser Stelle bedanken. Ebenso gebührt all jenen Personen großer Dank, die ihre Konzepte beziehungsweise (bzw.) Projektbeschreibungen zu Ausbildungsstationen bereitwillig zur Verfügung gestellt haben. Ohne das Mitwirken aller Beteiligten wäre die Arbeit in dieser Form nicht zustande gekommen.

Aus Gründen der besseren Lesbarkeit wird in dieser Arbeit das generische Femininum verwendet. Männliche, diverse und anderweitige Geschlechteridentitäten werden dabei jedoch ausdrücklich eingeschlossen, soweit es für die Aussage erforderlich ist. Sollten dennoch vereinzelt Ausdrücke wahrgenommen werden, in denen dies nicht der Fall sein sollte, bitten die Autorinnen ihre LeserInnen, die anderen Geschlechteridentitäten wie selbstverständlich in ihre Gedanken mit einzubeziehen.

Die Autorinnen wünschen viel Freude beim Lesen dieser Bachelorarbeit.

1 Einleitung

Damit Pflegende eine selbstständige und prozessorientierte Pflege durchführen können, bedarf es neben fachlichen und personalen Kompetenzen auch methodischen, sozialen, interkulturellen und kommunikativen Kompetenzen. Ebenso ist eine adäquate Lernkompetenz, die Fähigkeit zum Wissenstransfer der theoretisch erlernten Fachkenntnisse in die Pflegepraxis und die Selbstreflexion, von enormer Wichtigkeit. Dies sind demnach die Kompetenzen, die in der Ausbildung zwingend vermittelt werden müssen.[1]

Diese einzelnen Kompetenzen sollen in der Pflege zur beruflichen Handlungskompetenz führen, deren Erreichen mit dem Pflegeberufegesetz (PflBG) zu einem der wichtigsten Ausbildungsziele zählt.[2]

1.1 Problemherleitung und Motivation

Im Rahmen der Tätigkeit als freigestellte Praxisanleiterinnen ist durch Rückmeldungen von Auszubildenden aus dem dritten Ausbildungsjahr in der Gesundheits- und Krankenpflege aufgefallen, dass sie zum Teil massive Defizite in genau der oben erwähnten Handlungskompetenz aufzeigen. Dies führt laut eigenen Angaben zu Unsicherheiten, das Staatsexamen erfolgreich absolvieren und vor allem die Patientinnen ganzheitlich und bestmöglich versorgen zu können. Auszubildende beschreiben immer häufiger starke Ängste vor den bevorstehenden Anforderungen als exami-

---

1   Pflegeberufegesetz, 2020, o.S.
2   Rahmenlehrpläne, 2019, S. 11

nierte Pflegekraft und den zuvor zu bewältigenden Examensprüfungen, wobei der praktische Teil als größte Hürde empfunden wird. Begründet wird diese Aussage damit, dass in der Abschlussprüfung etwas verlangt wird, was sie vorher in der Ausbildungspraxis gar nicht bis nur selten einüben konnten.

Das beschriebene Problem wird mit steigenden Ausbildungszahlen zunehmen, da die Anzahl der Praxisanleiter, die die gesetzlich geforderten zehn Prozent Anleitungszeit pro Praxiseinsatz gewährleisten, nicht synchron dem Anstieg der Ausbildungszahlen steigt.

Um eine professionelle ganzheitliche Pflege leisten zu können, bedarf es prozessorientierter Anleitung während der Pflegeausbildung. Dies ist aufgrund des Fachkräftemangels und fehlender Ausbildungsstruktur in der Praxis oft nicht möglich. Auszubildende lernen nicht bzw. inadäquat, prozessorientiert zu pflegen, da in einigen Bereichen immer noch die sogenannte Funktionspflege durchgeführt wird.

Bei der Funktionspflege handelt es sich um eine „hierarchisch-zentralistische Arbeitsweise, die sich nach dem Prinzip der Arbeitsaufteilung richtet. Komplexe Pflegeprozesse werden in Einzeltätigkeiten zerlegt. Sie ist damit als gegenüberstehender Ansatz der ganzheitlichen Bezugspflege anzusehen".[3]

Bei einer solchen Arbeitsaufteilung werden dem vorhandenen Personal, seinen Fähigkeiten entsprechend, Aufgaben zugeteilt, die im Laufe eines bestimmten Zeitraums zu erfüllen sind. Hierbei wird die Qualifikation des Personals berücksichtigt, was in der Regel zur Folge hat, dass den Auszubildenden Hilfstätigkeiten zugeschrieben werden, sie Routineabläufe auf der Station sicherstellen oder Einzeltätigkeiten, die schon einmal eingeübt wurden, durchführen sollen. Diese einzelnen Aufgaben und Routineabläufe sind jedoch losgelöst vom Pflegeprozess des Patienten zu erledigen und dienen ausschließlich der Arbeitsbewältigung und nicht in erster Linie der Erfüllung des Ausbildungsziels, wie vom PflBG in Paragraph (§) 18 gefordert. Hier heißt es, dass die Aufgaben, die den Pflegeauszubildenden erteilt werden, dem Zweck der Ausbildung dienen müssen sowie auf den Ausbildungsstand abgestimmt sein sollen.[4] So

---

3   Deutscher Pflegering, Funktionspflege, 2022, o. S.
4   Igl, 2021, S. 13

soll Überforderung vermieden und sichergestellt werden, dass Lernende nicht als Arbeitskräfte missbraucht werden.[5] Aufgaben, die den Pflegeprozess steuern, werden bei der Funktionspflege eher von examiniertem Pflegepersonal bewältigt.

Da bei dieser Vorgehensweise jedes Teammitglied für sich allein seinen zugeteilten Aufgaben nachkommt, ergibt sich nicht so häufig die Gelegenheit für spontane Anleitungen durch examiniertes Pflegefachpersonal, als wenn Auszubildende wie bei der Bezugspflege die Examinierten bei der gesamten patientenorientierten pflegerischen Versorgung begleiten. Des Weiteren hat dies zur Folge, dass Auszubildende kaum in der Lage sind, Handlungskompetenz erwerben zu können, wenn sie nicht von Beginn der Ausbildung an lernen, selbstständig Entscheidungen in einem prozesshaften Geschehen zu treffen und zu begründen.

Pflegefachkräfte mit einer Weiterbildung zur Praxisanleiterin sollen Auszubildende bei diesem Prozess unterstützen und anleiten. Einige Anleitungen erfolgen allerdings durch nicht pädagogisch qualifiziertes bzw. geschultes Personal. Um dieser Tatsache vorzubeugen, steigen die Ansprüche an Praxisanleitung stetig.

Maßnahmen zur Verbesserung der Anleitungssituation von Auszubildenden gibt es viele. Im PflBG werden diese Verbesserungen u. a. wie folgt definiert:

„wesentlicher Bestandteil der praktischen Ausbildung ist die von den Einrichtungen zu gewährleistende Praxisanleitung im Umfang von mindestens zehn Prozent (%) der während eines Einsatzes zu leistenden praktischen Ausbildungszeit. Die Pflegeschule unterstützt die praktische Ausbildung durch die von ihr in angemessenem Umfang zu gewährleistende Praxisbegleitung (§ 6 Abs. 3 und § 18 Abs. 3 PflBG)".[6]

Um den Vorgaben des Gesetzgebers hinsichtlich der geforderten zehn % Anleitungszeit allerdings gerecht werden zu können, wird es u. a. vonnöten sein, vermehrt Gruppenanleitungen durchzuführen, deren Fokus dennoch immer auf einer prozessorientierten Pflege liegen muss.

---

5   Igl, 2021, S. 170
6   Mamerow, 2018, S. 40

Eine Möglichkeit zum prozessorientierten Lernen, welches die Handlungskompetenz unterstützt, bietet (exemplarisch) die Etablierung einer Ausbildungsstation. Im Laufe der Arbeit wird deutlich, welchen Einfluss die Etablierung dieser Ausbildungsmethode auch auf die Gewährleistung der gesetzlichen Rahmenbedingungen von Anleitungszeiten hat.

Die Autorinnen haben die berufspädagogische Weiterbildung zur Praxisanleitung und weisen viel Praxiserfahrung im Bereich der Pflegeausbildung auf.

Frau Wöbeking wechselte nach acht Jahren im Tätigkeitsfeld der freigestellten Praxisanleiterin als pädagogische Mitarbeiterin in die angeschlossene Pflegeschule der Knappschaft Kliniken, in der sie seit nunmehr fast zwei Jahren tätig ist und nahezu fast alle Aufgaben einer Lehrkraft übernimmt.

Frau Filipe ist nach sieben Jahren als freigestellte Praxisanleiterin seit Januar 2021 als Teamleitung der Pflegeexperten in einem der angeschlossenen Verbundkrankenhäuser der Knappschaft Kliniken tätig, wo sie übergeordnet für die Sicherstellung der Pflegequalität sowie Organisation und Durchführung der Pflegeausbildung verantwortlich ist. Darüber hinaus wechselt sie ab Sommer 2022 ebenfalls in die Pflegeschule der Knappschaft Klinken als Lehrkraft.

Theorie und Praxis sind in den Knappschaft Kliniken eng miteinander verzahnt, was gerade auch in Bezug auf die Generalistische Pflegeausbildung von enormer Bedeutung ist.

Im Rahmen ihrer Tätigkeit als Praxisanleiterin und pädagogische Mitarbeiterin der Pflegeschule wurden die beschriebenen Defizite der Auszubildenden erkannt und in einer sich austauschenden Arbeitsgruppe aus Theorie und Praxis thematisiert. Es wurden Ideen vorgetragen, wie man einerseits das Problem der unzureichenden Handlungskompetenz der Auszubildenden beheben und gleichzeitig die vom Gesetz geforderten Anleitungszeiten einhalten kann.

Das Vorhaben der Konzeptionalisierung einer eigenen Ausbildungsstation wurde in diesem Austausch geboren. Der Wunsch, Praxisanleitung zu professionalisieren und den eigenen Auszubildenden einen optimalen Ausbildungsrahmen zu schaffen, führte dazu, dass Frau Filipe und Frau Wöbeking eine Vielzahl von unterschiedlichen Fortbildungen besuchten.

Beide waren ständig im fachlichen Austausch und sahen die Chance, in der Einrichtung einer Ausbildungsstation ihre Vorstellung einer hochwertigen Ausbildung gewährleisten zu können und die vorhandene Diskrepanz des Theorie-Praxis-Transfers zu überwinden.

Zu einer Umsetzung ist es bislang noch nicht gekommen. Der Bedarf steigt allerdings deutlich an, sodass das Problem nun angegangen werden soll.

1.2 Zielsetzung und Fragestellung

Das Hauptziel dieser Bachelorarbeit ist die Konzeptionalisierung einer eigenen Ausbildungsstation, um die Handlungskompetenz Lernender in der Pflege während des dritten Ausbildungsdrittels zu fördern. Dieses Konzept soll die Grundlage für ein Pilotprojekt in den angeschlossenen Krankenhäusern der Betriebe bieten, bei denen die Autorinnen der vorliegenden Arbeit angestellt sind. Eine feste Implementierung und Weiterentwicklung der Ausbildungsstation in die Pflegeausbildung ist angestrebt.

Als Nebenziel wird die Darstellung verfolgt, wie die mindestens zehn % gesetzlich geforderte prozessorientierte Anleitungszeit mit Hilfe der Ausbildungsstation gewährleistet werden kann.

Die Autorinnen möchten das Problem fehlender Handlungskompetenz und nicht ausreichend prozesshafter Ausbildung durch qualifizierte Pflegekräfte von Seiten der Theorie und der Praxis angehen. So soll ein ganzheitliches Lern- und Ausbildungsverständnis dargelegt und zugleich ein Ausbildungskonzept erstellt werden, das zukunftsweisend für den Pflegeberuf ist und allen Vorgaben des PflBG entspricht.

Pflegedirektionen, Betriebsräte sowie die Schulleitung der Betriebe sind in dieses Vorhaben involviert und unterstützen es mit großem Interesse.

Für diese Bachelorarbeit ergibt sich hieraus folgende Forschungsfrage:

Wie muss eine Ausbildungsstation konzipiert sein, um die Handlungskompetenz der Auszubildenden zu fördern und so eine prozessorientierte Pflege zu erreichen?

Bevor thematisch in die Ausarbeitung eingestiegen wird, ist in Kapitel 1.3 zu lesen, wie die Arbeit aufgebaut ist.

Die Darstellung der methodischen Vorgehensweise im darauffolgenden Kapitel rundet den Einstieg in die Bachelorarbeit ab und ermöglicht dem Leser, die Denk- und Vorgehensweise der Autorinnen nachzuvollziehen und die Beweggründe für den Entschluss der Gruppenarbeit zu verstehen.

1.3 Aufbau der Arbeit

Der *Aufbau* gestaltet sich wie folgt: Im ersten Kapitel geht es um die Einleitung mit der Problemherleitung, der Motivation zur Bearbeitung dieses Themas sowie der daraus resultierenden Fragestellung und Zielsetzung.

Kapitel zwei handelt von der methodischen Herangehensweise. Hier wird die Vorgehensweise der Autorinnen beschrieben, beginnend bei der Literaturrecherche.

Das dritte Kapitel beschäftigt sich mit der theoretischen Herleitung. Zuerst werden verschiedene Grundtheorien vorgestellt, in denen das größte Augenmerk auf der Handlungskompetenz liegt. Wichtig ist hierbei, die Verankerung im PflBG hervorzuheben und den Zusammenhang zur praktischen Ausbildung darzulegen.

Im vierten Kapitel erfolgt die vergleichende Betrachtung dreier Konzepte etablierter Ausbildungsstationen. Hierzu zählen: die Charité Berlin, die Heidelberger interprofessionelle Ausbildungsstation (HIPSTA) und die Projektbeschreibung der Ategris Fachschule für Gesundheit in Mülheim an der Ruhr.

Nach einem Zwischenfazit geht es in Kapitel fünf um die Konzeptionalisierung einer eigenen Ausbildungsstation, die auf die Bedürfnisse und Rahmenbedingungen der angeschlossenen Krankenhäuser ausgerichtet ist. Hierbei werden sowohl Ziele, strukturelle Rahmenbedingungen und die Projektplanung, als auch die Vorbereitung der Auszubildenden auf das Pilotprojekt berücksichtigt.

Nachdem die Umsetzung beschrieben ist, wird ein Ausblick auf eine mögliche Weiterentwicklung der Konzeptionalisierung gegeben.

Abschließend bildet das Fazit eine Zusammenfassung der in der Arbeit behandelten Themen und reflektiert kritisch, ob das entwickelte Konzept die Lösung der Fragestellung bietet.

2 Methodik

Die vorliegende Arbeit stellt eine reine Literaturarbeit dar.

Eine Literaturarbeit ist eine sekundäre Forschungsarbeit, basierend auf Erkenntnissen, die aus vorhandener Literatur gewonnen werden. Die Eigenleistung der Autorinnen besteht aus der Literaturauswahl, ihrer kritischen Auseinandersetzung bzw. der inhaltlichen Auswertung.

Besonders berücksichtigt wird die Begriffsbestimmung der Handlungskompetenz in der beruflichen Bildung, ihre Verankerung im PflBG und die Förderungsansätze in der theoretischen, als auch in der praktischen Ausbildung.

Einen weiteren wichtigen Punkt stellt die vergleichende Betrachtung der Konzepte bereits bestehender Ausbildungsstationen dar, die den Autorinnen zur Verfügung gestellt wurden.

Bei der Auswahl bereits bestehender Konzepte wurde darauf geachtet, dass renommierte Träger hier Beachtung finden, die bereits viel Praxiserfahrung bei der Durchführung ihrer Ausbildungskonzepte haben. Auf diese Weise sollen Lücken festgestellt, Anfängerfehler in der Planung vermieden, neue Perspektiven eröffnet und positive Erfahrungswerte übernommen werden. Aus den gewonnenen Erkenntnissen erstellen die Autorinnen ein neues, eigenes Konzept.

Den Grundstein der Vergleiche bildet das Konzept der Charité Berlin, da dies das erste Konzept war, das beide Autorinnen unabhängig voneinander auf einer Fortbildung des Deutschen Berufsverbandes für Pflegende kennengelernt haben und dazu sehr früh in der Planung Informationen vorlagen. Auf dieser Fortbildung wurde die Ausbildungsstation mit der wertvollen Lernortkooperation vorgestellt und es war ein guter

Austausch möglich, bei dem bereits im Vorfeld viele Fragen beantwortet werden konnten.

Wie bereits im Vorwort erwähnt, ist die vorliegende Bachelorarbeit eine Gruppenarbeit und wurde zu gleichen Teilen von beiden Autorinnen gemeinsam verfasst.

Die Systematik der Aufteilung einzelner Kapitel erschließt sich aus den Zuständigkeiten und dem beruflichen Tätigkeitsfeld. Frau Wöbeking steht mit ihrer Expertise als Mitarbeiterin der Pflegeschule für die Theorie und Frau Filipe als Pflegeexpertin und hauptamtliche Praxisanleitung für die Pflegepraxis. Diese Kombination macht die Besonderheit dieser Bachelorarbeit aus. Alle Inhalte und Überlegungen sollen immer ganzheitlich aus dem Auge des dualen Ausbildungssystem beleuchtet werden.

Im Inhaltsverzeichnis ist gekennzeichnet, welche Autorin federführend bei welchem Kapitel ist, auch wenn die Essenz immer in enger Absprache mit dem jeweiligen Einverständnis stattgefunden hat. Einige Abschnitte wurden gemeinsam verfasst, da es hier um wesentliche Bestandteile geht, auf denen die Arbeit aufgebaut ist und den gesamten Verlauf und das Ergebnis beeinflusst, wie unter anderem die Einleitung mit Problemherleitung und Motivation sowie die Zielsetzung und Fragestellung.

Die systematische Literaturrecherche begann mit einer Handsuche im Fachbereich Pflege und Praxisanleitung in der Bücherei der Bergmannsheil und Kinderklink Buer GmbH sowie der Pflegeschule der Knappschaft Kliniken, die über zahlreiche Monografien und Fachzeitschriften verfügen. Diese Vorgehensweise wurde gewählt, da öffentliche Bibliotheken in Zeiten der Corona-Pandemie nur sehr eingeschränkt nutzbar sind. Auch durch den Austausch mit erfahrenen Lehrkräften ist auf bedeutende Literatur, vor allem zum Thema (Handlungs)Kompetenz hingewiesen worden.

Bei der Onlinesuche wurden Suchbegriffe wie: „Ausbildungsstation", „Kompetenzen in der Pflegeausbildung", „Handlungskompetenz in der Pflege" und „berufliche Handlungskompetenz" verwendet.

Des Weiteren wurden die Literaturverzeichnisse von Studienbriefen der Hamburger Fernhochschule im Modul Berufspädagogik gesichtet, um Literatur zu gewinnen.

Zur Untersuchung der Fragestellung wird aktuelle, aber auch ältere Literatur verwendet, wenn diese für das Thema von großer Bedeutung ist. Die Autorinnen beschränken sich in dieser Arbeit ausschließlich auf deutsche Schriften, da das Ergebnis dieser Arbeit im deutschen Krankenhaus- und Ausbildungssystem anwendbar sein soll und enge Anlehnung an das PflBG findet.

Für diese Arbeit steht eine umfangreiche Literatur zur Verfügung, gewonnen u. a. durch Gesetze mit Ausbildungs- und Prüfungsverordnung, Monografien, diversen Internetbeiträgen, Informationen und Empfehlungen des Bundesinstituts für Berufsbildung (BIBB) und Bundesministerium für Gesundheit (BMG) sowie Artikeln aus Fachzeitschriften über etablierte Ausbildungsstationen.

Die Fachzeitschriften spielen vor allem für die Aktualität eine große Rolle, um den Überblick über die neusten Entwicklungen und Erfahrungen zum Thema vorzuweisen.

Die vergleichenden Konzepte, die für diese Arbeit zur Verfügung gestellt wurden, sind ursprünglich überwiegend als Fortbildungsmaterial der jeweiligen Träger erstellt worden und dürfen nach mündlicher und/oder schriftlicher Absprache der Verantwortlichen hier verwendet werden. Kapitel vier stellt eine inhaltliche Zusammenfassung bestimmter Gesichtspunkte dieser bereits bestehenden Konzepte dar.

Es ist bewusst, dass die Konzepte nicht als Literatur genutzt werden können. Da sie jedoch die Grundlage aller Informationen für Kapitel vier bilden, sind die in der Arbeit verglichenen Konzepte in Anlage eins und zwei abgebildet.

3   Theoretische Herleitung

Zur Verdeutlichung der Sinnhaftigkeit der Etablierung einer Ausbildungsstation ist es wichtig, im Vorfeld deren theoretischen Rahmen zu beleuchten. Die folgenden Teilkapitel beschäftigen sich daher zunächst mit den Definitionen einer Ausbildungsstation sowie den Grundtheorien von Handlungskompetenz, da genau diese die Grundlage für berufliches Pflegehandeln darstellt. Um dies noch detaillierter zu erläutern, wird im Anschluss die Handlungskompetenz in der beruflichen Bildung definiert. Der Kompetenzbegriff hat sich im Zuge der seit 2020 eingeführten Generalistik weiterentwickelt, sodass im weiteren Verlauf zunächst das Pflegeberufegesetz in Auszügen erklärt wird, um anschließend die dortige Verankerung der Handlungskompetenz beschreiben zu können. Der letzte Teilpunkt dieses Kapitels beschreibt die Förderungsansätze eben dieser Handlungskompetenz. Aufgrund der Tatsache, dass die beiden Autorinnen sowohl in der theoretischen als auch in der praktischen Ausbildung tätig sind, werden die Förderungsansätze von beiden Seiten aus beleuchtet.

3.1   Definition Ausbildungsstation

Das Thema Ausbildungsstation, Schulstation oder „Schüler leiten eine Station" kommt in der Literatur mittlerweile recht häufig vor und zählt in Deutschland seit über 20 Jahren zu den etablierten Konzepten im Rahmen der praktischen Pflegeausbildung. Die Verwendung der Begriffe erfolgt allerdings nicht einheitlich.

Eine publizierte Definition stammt von Frau Doktor (Dr.) Kriesten, die Schulstation folgendermaßen definiert und exemplarisch ausgesucht wurde:

„Von einer Schulstation (...) wird immer dann gesprochen, wenn Auszubildende für einen bestimmten Zeitraum, in einem geschützten, von Lehrenden und Praxisanleitenden begleiteten Raum, die Verantwortung für eine Station/Wohngruppe o. ä. oder einen Teil der Station übernehmen".[7]

Folglich ist damit gemeint, dass die Auszubildenden in diesem im Vorfeld bestimmten Zeitraum alle anfallenden Tätigkeiten selbstständig übernehmen und auch für diese verantwortlich sind. Die Tätigkeiten umfassen die Planung, die Durchführung und die abschließende Evaluation pflegerischer Maßnahmen. Durch diese Form des Arbeitens lernen die Auszubildenden durch Arbeitshandeln im realen Arbeitsprozess.[8] Der reale Arbeitsprozess bereitet die Auszubildenden adäquat auf die Zeit nach dem Examen vor, wenn sie eigenverantwortlich professionelle Pflege durchführen.

Um die Auszubildenden innerhalb dieser Lernmethode mit den vielschichtigen Aufgaben nicht zu überfordern und zu demotivieren, soll diese erst zum Ende der Ausbildung angewendet werden, wenn die Teilnehmenden bereits möglichst viel Praxiserfahrung sammeln konnten.[9]

Die Grundlage des pflegerischen Handelns bildet auch auf einer Schulstation der ganzheitliche Pflegeprozess. Die Planung der Pflegehandlungen erfolgt nach dem PDCA-Zyklus, Plan – Do – Check – Act, was übersetzt Planen – Umsetzen – Überprüfen – Handeln heißt.

Auszubildende lernen, selbstständig zu urteilen und die Pflegeinterventionen individuell abgestimmt zu planen und durchzuführen. Des Weiteren lässt sich festhalten, dass auch jede Auszubildende individuell betrachtet werden muss. Nur so kann ein ganzheitliches Arbeitshandeln angestrebt werden, das weder unter- noch überfordert.

---

7   Kriesten, 2021, S. 313
8   Kriesten, 2021, S. 313
9   Ristau, 2020, S. 24

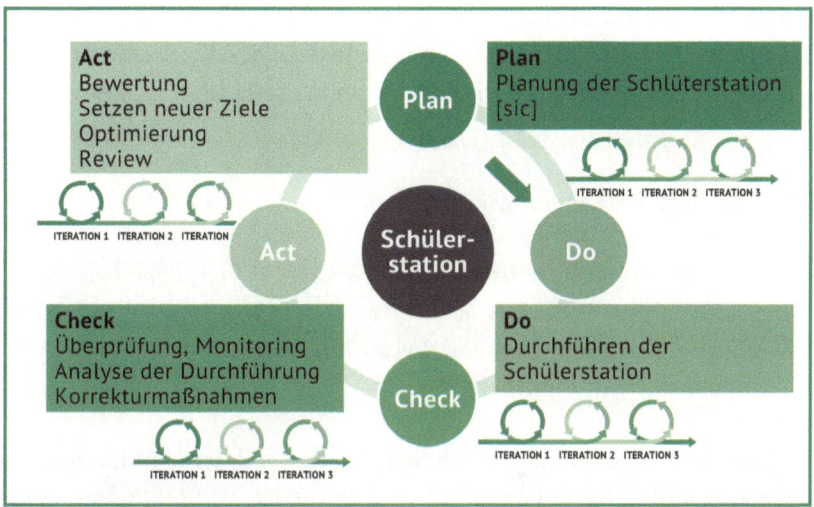

Abb. 1: PDCA-Zyklus[10]

Einen weiteren Aspekt einer Schulstation stellt die Arbeit im multiprofessionellen Team dar. Auszubildende lernen zum Einen die Umsetzung ihrer eigenen Sichtweisen, zum Anderen erhalten sie allerdings auch die Chance, neue Arbeitsweisen auszuprobieren.

Die Begleitung auf einer Schulstation erfolgt sehr engmaschig durch Praxisanleitende und/oder Lehrende. Darüber hinaus finden in regelmäßigen Abständen Besprechungen und sogenannte Lerncoachings statt, die es den Auszubildenden ermöglichen, ihr eigenes Handeln zu hinterfragen und Handlungsalternativen aufzuzeigen. Die Selbstreflexion wird so gefördert.[11]

Das oberste Ziel einer Schulstation ist die Förderung der beruflichen Handlungskompetenz. Diese wird u. a. durch Eigenverantwortlichkeit und Selbstständigkeit gefördert sowie durch die professionelle Durchführung von pflegerischen Interventionen. Die Förderung der kommunikativen Kompetenz geschieht, da die Auszubildenden mit den Patienten und ihren Angehörigen adressatengerecht kommunizieren müssen. Ebenso lernen sie eine berufsübergreifende Zusammenarbeit mit allen

---

10   Kriesten, 2021, S. 314
11   Kriesten, 2021, S. 314

auf der Schulstation handelnden Akteuren. Die Verknüpfung zwischen Theorie und Praxis wird Realität und die Auszubildenden werden in ihrer Reflexion des eigenen pflegerischen Handelns gestärkt.

3.2 Definition Handlungskompetenz

„Kompetenz bezeichnet die Motivation und Befähigung einer Person zur selbstständigen Weiterentwicklung von Wissen und Können auf einem Gebiet, so dass dabei eine hohe Niveaustufe erreicht wird, die mit Expertise charakterisiert werden kann".[12]

In der beruflichen Bildung spricht man hierbei von der Handlungskompetenz. Handlungskompetenz subsumiert die Fach-, Methoden-, kommunikative-, soziale- und personale Kompetenz.[13]

Zur Definition der Kultusministerkonferenz (KMK) wird in Kapitel 3.5 detailliert Stellung genommen.

Die **Fachkompetenz** bezeichnet zum einen das fachliche Wissen und die Bereitschaft, sich dieses anzueignen, sowie auch in der Lage zu sein, Fachwissen situationsgerecht umsetzen zu können. Fachkompetenz ermöglicht die Gestaltung, Steuerung, Untersuchung, Absicherung und Evaluation von Vorgängen, Prozessen und Abläufen im jeweiligen Unternehmen.[14]

Die **Methodenkompetenz** ist für die Gestaltung, Steuerung und Evaluation von Prozessen relevant. Aufgrund dieser Kompetenz verfügen Menschen über das Wissen, wie etwas zu tun ist, und gleichzeitig sind sie bereit, auch genau diesen Weg zu gehen.[15]

Die **kommunikative Kompetenz** ermöglicht Menschen miteinander in den Austausch zu gehen. Dieser kann sowohl verbal als auch nonverbal erfolgen. Laut Steig bedeutet kommunikative Kompetenz Folgendes: *„Verstehensfähigkeit zu haben, d. h. zuhören zu können. Reflexionsfähigkeit zu haben, d. h. antworten zu können, Sprachfähigkeit zu haben, d. h. spre-*

---

12 Bergmann, 2000, S. 21
13 Steig, 2000, S. 6
14 Steig, 2000, S. 7
15 Steig, 2000, S. 10

chen zu können und Handlungsfähigkeit zu haben, d.h. handeln zu können".[16] Nur durch die kommunikative Kompetenz werden die vier gerade genannten Kompetenzen verbunden.

Eine weitere Kompetenz, die unter die Handlungskompetenz subsumiert wird, ist die **soziale Kompetenz**. Sie wird in der Kommunikation miteinander, der Persönlichkeitsentwicklung und der Mitarbeiterführung benötigt. Sie drückt u.a. aus, dass Menschen ihre Gefühle, Gedanken und Einstellungen von anderen Individuen wahrnehmen können und zu einer Verständigung miteinander bereit sind. Diese Verständigung erfolgt in diesem Fall immer situations- und personengebunden.[17]

Die **personale Kompetenz** ist ebenso wie die soziale Kompetenz für die Kommunikation, die Menschenführung und die Persönlichkeitsentwicklung erforderlich. Allerdings ist ihre Bedeutung eine andere. Im Gegensatz zur sozialen Kompetenz geht es bei der personalen Kompetenz darum, gemäß der eigenen Überzeugung handeln zu können. Dazu müssen Menschen über ein realistisches Weltbild verfügen und bereit sein, soziale Verantwortung zu übernehmen.[18]

Die Kultusministerkonferenz (KMK) versteht Handlungskompetenz in einer *Handreichung für die Erarbeitung von Rahmenlehrplänen für berufsbezogenen Unterricht* als eine Fähigkeit Lernender, sich nicht nur im Beruf, sondern auch in der Gesellschaft und im Privatleben angemessen und individuell mittels ihrer Fach-, Sozial- und Humankompetenz verhalten zu können und damit Verantwortung für sich und andere übernehmen.[19]

---

16 Steig, 2000, S. 11
17 Steig, 2000, S. 21
18 Steig, 2000, S. 27f.
19 Referat Berufliche Bildung und Weiterbildung, 2007, S. 10

3.3 Begriffsbestimmung der Handlungskompetenz in der beruflichen Bildung

Auch in der beruflichen Bildung geht man seit den 1990er Jahren von vier Kernkompetenzen aus. Aus diesen Kernkompetenzen lassen sich wiederum alle weiteren Kompetenzen ableiten.

Sie umfassen die bereits verschriftliche Fach-, die Methoden-, die personale- und die soziale Kompetenz.[20] Fachkompetenz wird bei Kriesten beschrieben als das „know what", das verdeutlicht, wie das fachbezogene oder -übergreifende Wissen angewendet werden kann. Methodenkompetenz ist hingegen das „know how", wie etwas zu tun ist und die Fähigkeit, wie man an die benötigten Informationen herankommt. Die persönliche Kompetenz beschreibt sie als das „know yourself". Eigene Stärken, aber auch Schwächen sind bekannt und bilden somit die Grundlage für flexible Handlungsfähigkeit. Die soziale Kompetenz zeichnet sich durch Teamfähigkeit aus. Inwieweit ist der Einzelne in der Lage, Gespräche zu führen, Kritik anzumerken aber auch anzunehmen, „know the others".[21]

Eine weitere von Kriesten aufgeführte Kompetenz ist die Transferkompetenz. Wie der Begriff Transfer bereits signalisiert, geht es hierbei um die Fähigkeit, theoretisch erworbenes Wissen in die Praxis umzusetzen, also zu transferieren. Feedback spielt bei der Transferkompetenz eine zentrale Rolle, denn nur auf diese Weise können die gemachten Erfolge auch in Zukunft weiter umgesetzt werden. Beschrieben wird sie als „know how to apply your knowledge".[22]

In der pflegerischen beruflichen Bildung ist festzuhalten, dass nicht nur die Fachkompetenz eine enorme Bedeutung darstellt, sondern auch die kommunikative Kompetenz und Empathiefähigkeit, da in der Pflege Menschen mit ihren individuellen Wünschen und Bedürfnissen im Vordergrund stehen.

Zu erwähnen ist hierbei der Unterschied zwischen Kompetenz und Performanz. Kompetenz drückt aus, ob jemand in der Lage ist, Handlungen durchzuführen, die Performanz hingegen, ob dieser jemand auch

---

20 Kriesten, 2021, S. 235
21 Kriesten, 2021, S. 235f.
22 Kriesten, 2021, S. 235f.

gewillt ist, sein Wissen mit einzubringen und seine Handlungen abschließend zu reflektieren.[23] Performanz ist das beobachtbare Verhalten, in dem die Kompetenz sichtbar und damit auch messbar wird.

Das Berufsbild und das Selbstverständnis von Pflegekräften haben sich verändert. Das Aufgabenfeld der Pflege ist komplex und ganzheitlich zu sehen, weshalb eine Neigung zur rein funktionalen Ausbildung nicht mehr angezeigt ist.[24] In der beruflichen Ausbildung von Pflegefachpersonal steht Handlungskompetenz, also die Fähigkeit, im beruflichen Umfeld handeln zu können, im Vordergrund.[25]

3.4   Das Pflegeberufegesetz

Das PflBG ist ein Bundesgesetz, welches am 01. Januar 2020 in Kraft getreten ist.

Die Politik reagiert mit dem PflBG auf die gesellschaftlichen Veränderungen, die der demografische Wandel und das veränderte Pflegeverständnis in Deutschland mit sich bringen. Die Gesellschaftsstruktur in der Bundesrepublik entwickelt sich seit Jahren zu einer immer älter werdenden Gesellschaft, was sich in den nächsten Jahren noch verstärken wird, wie in der Grafik in Anlage drei zu sehen ist.[26] Wie eine Studie des Statistischen Bundesamts zeigt, nimmt die Geburtenrate seit den 1990er-Jahren kontinuierlich ab,[27] während die Lebenserwartungen für alte Menschen steigen und diese immer öfter das hochbetagte Alter erreichen.

Menschen werden nicht nur älter und müssen daher über einen längeren Zeitraum ambulant und stationär gepflegt sowie betreut werden. Auch die Liegedauern in Krankenhäusern verlängert sich, was bei dem heutigen Pflegefachpersonalmangel ein großes Problem darstellt. Das Krankheitspanorama wird immer komplexer durch die Multimorbidität. Chronische, psychosomatische sowie demenzielle Krankheitsbilder sind

---

23 Kriesten, 2021, S. 235f.
24 Mamerow, 2018, S. 119
25 Mamerow, 2018, S. 119
26 Bund – Länder Demografie Portal, 2021, o. S.
27 Statista, 2021, o. S.

typischerweise eher bei alten Menschen zu erwarten,[28] was zur Folge hat, dass immer mehr Menschen in Zukunft auf professionelle, gut ausgebildete Pflege angewiesen sein werden.

Pflegekräfte werden so vor neue Herausforderungen gestellt. Durch ein modernes Pflegeverständnis, bei dem Pflegekräfte nicht als Arztassistenz gesehen werden, sondern als Fachkraft, die den pflegebedürftigen Menschen mit seinem gesamtem Lebensumfeld und allen Problemen erfasst und in den Mittelpunkt von Pflege stellt, wird Pflege in ein anderes Licht gerückt und der Beruf aufgewertet.

Um all diese Anforderungen erfüllen zu können, definiert das PflBG neue Ausbildungsziele in § 5. Hierzu gehören:

- die Befähigung zur „selbstständigen, umfassenden und prozess-orientierten Pflege von Menschen aller Altersstufen in akut und dauerhaft stationären sowie ambulanten Pflegesituationen"[29]
- Erlernen von „präventiven, kurativen, rehabilitativen, palliativen und sozialpflegerischen Maßnahmen zur Erhaltung, Förderung, Wiedererlangung oder Verbesserung der physischen und psychischen Situation"[30]
- Beratung und Begleitung in allen Lebensphasen unter Berücksichtigung der sozialen, kulturellen und religiösen Hintergründe und sexueller Orientierung[31]
- „Einleitung lebensrettender Sofortmaßnahmen"[32]
- Autonomie fördern und ethisch fundiert sowie wissenschaftlich begründet handeln[33]
- wissenschaftliche Begründungen[34]
- selbstständiges Durchführen ärztlicher Anordnungen (Mitwirken an Diagnostik, Therapie oder Rehabilitation)[35]

---

28 Andree, 2016, S. 4
29 PflBG, 2020, § 5, Abs. 1
30 PflBG, 2020, § 5, Abs. 2
31 PflBG, 2020, § 5, Abs. 2
32 PflBG, 2020, § 5, Abs. 3
33 PflBG, 2020, § 5, Abs. 2
34 PflBG, 2020, § 5, Abs. 2
35 PflBG, 2020, § 5, Abs. 3

- Erlernen aller Aufgaben, die zur Steuerung und Bewältigung des Pflegeprozesses erforderlich sind, mit der entsprechenden Dokumentation[36]
- interdisziplinäre Arbeit[37]

Um die vorgeschriebene Seitenanzahl für die vorliegende Arbeit nicht zu überschreiten, werden hier nur in groben Zügen weitere Aspekte des PflBG angerissen, die für die Thematik der Bachelorarbeit wichtig sind.

Im PflBG werden die Ausbildungen zur Altenpflegerin, Gesundheits- und Krankenpflegerin (GuK) und Gesundheits- und Kinderkrankenpflegerin (GuKi) zusammengefasst und als neue, einheitliche Ausbildung strukturiert, deren Absolventen die Berufsbezeichnung Pflegefachfrau/Pflegefachmann tragen.

Zu den Innovationen des Gesetzes gehören neben dem, dass Pflege als neuer Beruf für die Versorgung von Menschen aller Altersgruppen entsteht, auch die europäische Anerkennung. Diese wird über die *„EU-Richtlinien über die Anerkennung von Berufsqualifikationen in anderen EU-Mitgliedsstaaten automatisch anerkannt".*[38]

Auch das Definieren von vorbehaltenen Tätigkeiten ist ein Meilenstein für die Pflege. Das PflBG gibt vor, dass bestimmte Aufgaben nur noch von examiniertem Pflegefachpersonal verrichtet werden darf,[39] nicht von anderen Berufsgruppen. Hierbei handelt es sich um alle Aufgaben, die den Pflegeprozess steuern und die Weiterentwicklung sowie Qualitätssicherung der Pflege betreffen.[40]

Um den Pflegeberuf attraktiver zu machen, wurde auch die Abschaffung von Schulgeld und eine gerechte Vergütung[41] sowie die Möglichkeit berücksichtigt, auch eine Hochschulische Pflegeausbildung machen zu können.[42] Hierbei erhalten Absolventen mit dem Staatsexamen auch einen Bachelorabschluss.

---

36 PflBG, 2020, § 5, Abs. 3
37 PflBG, 2020, § 5, Abs. 3
38 Gesundheit, 2020, o. S.
39 PflBG, 2020, § 4, Abs. 1
40 PflBG, 2020, § 4, Abs. 2
41 PflBG, 2020, § 19, Abs. 1
42 PflBG, 2020, § 39, Abs. 1

Die generalistische Pflegeausbildung nach dem PflBG ist so aufgebaut, dass die ersten beiden Ausbildungsdrittel in allen Bereichen der Pflege gleich strukturiert sind, egal bei welchem Träger. Am Ende des zweiten Ausbildungsdrittels haben die Auszubildenden laut Wahlrecht die Möglichkeit, für das letzte Ausbildungsdrittel eine Vertiefung zu wählen.[43] Diese Vertiefung könnte dann im Bereich der Pädiatrie[44] oder Geriatrie[45] stattfinden.

Die Fortsetzung der generalistischen Ausbildung nach den ersten beiden Ausbildungsdritteln, sieht das PflBG als Normalfall vor und endet mit der Berufsbezeichnung *Pflegefachmann*. Bei Ausbildungsträgern, die Sonderformen der Pflegeausbildung anbieten, wäre es auch möglich, Vertiefungen oder Schwerpunkte im Bereich Pädiatrie und Geriatrie zu wählen sowie einen Abschluss als Altenpfleger oder Gesundheits- und Kinderkrankenpfleger zu erwerben. Sie erwerben damit allerdings einen gesonderten Abschluss, der nicht mit dem der Generalistik gleichzusetzen ist und nicht die Vorteile der neuen Pflegeausbildung mit sich bringt. Damit Ausbildungsträger eine der Sonderformen anbieten können, müssen bestimmte Voraussetzungen erfüllt sein, was überwiegend dazu führt, dass oft nur die Generalistik angeboten wird.

3.5   Verankerung der Handlungskompetenz im Pflegeberufegesetz

Wenn wir Handlungskompetenz auch als berufliche Selbstständigkeit und Fähigkeit verstehen, in individuellen Pflegesituationen angemessen zu reagieren, stellt man schnell fest, dass wir die Verankerung von Handlungskompetenz im PflBG bereits in § 5 Absatz 3 finden. Hier wird deutlich, welche große Rolle Selbstständigkeit und eigenverantwortliche Aufgabenbewältigung spielt.[46]

Im PflBG werden die unterschiedlichen Kompetenzen, die die Auszubildenden innerhalb der Ausbildung erwerben, ausgeweitet. Sie bilden

---

43 PflBG, 2020, § 59, Abs. 2
44 PflBG, 2020, § 59, Abs. 2
45 PflBG, 2020, § 59, Abs. 3
46 PflBG, 2020, § 5, Abs. 3

die Grundlage pflegerischen Handelns. Die Ausbildung zur Pflegefachfrau vermittelt nach § 5 Abs. 1 PflBG: *„die für die (…) Pflege von Menschen aller Altersstufen (…) erforderlichen fachlichen und personalen Kompetenzen einschließlich der zugrunde liegenden methodischen, sozialen und kommunikativen Kompetenzen und der zugrunde liegenden Lernkompetenzen sowie der Fähigkeit zum Wissenstransfer. Lebenslanges Lernen wird dabei als ein Prozess der eigenen beruflichen Biographie verstanden und die fortlaufende persönliche und fachliche Weiterentwicklung als notwendig anerkannt.“*[47]

Die Weiterentwicklung der Kompetenzen hat auch Auswirkungen auf die Prüfungsmethoden. Pflegeschulen prüfen nunmehr kompetenzorientiert, was bedeutet, dass Auszubildende in unterschiedlichen Kompetenzbereichen geprüft werden.

In der neuen Ausbildungs- und Prüfungsverordnung ist von einer kompetenzorientierten Ausbildung die Rede. Verankert sind diese Kompetenzen in § 5 des PflBG. Die berufliche Handlungskompetenz setzt sich dabei aus verschiedenen Kompetenzdimensionen zusammen und ist für den Erwerb der Handlungskompetenz elementar wichtig. Die Kompetenzdimensionen werden zusammen als Handlungskompetenzmodell bezeichnet (siehe Abbildung (Abb.) 2).

---

47 Thieme, 2020, S. 49

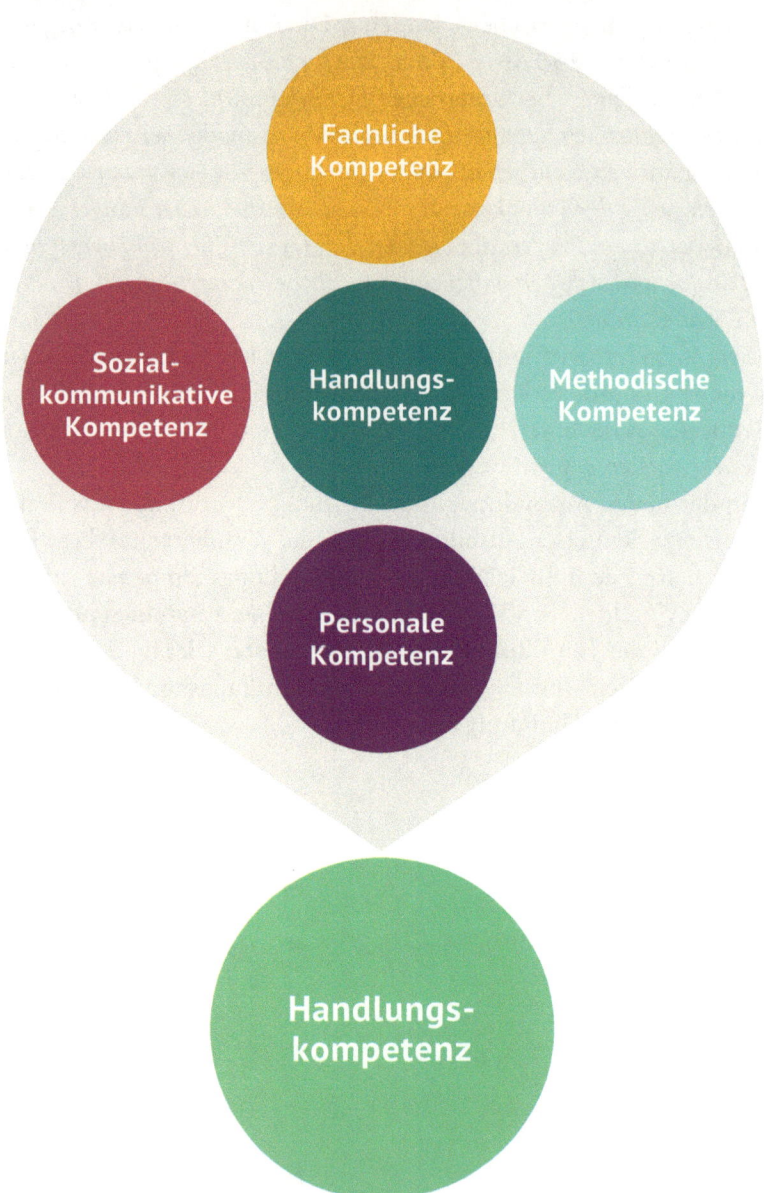

Abb. 2: Handlungskompetenzmodell (eigene Darstellung; in Anlehnung an KMK)[48]

---

48   KMK, 2007, S. 11

„Handlungskompetent ist, wer sich in beruflichen, gesellschaftlichen und privaten Situationen sachgerecht und verantwortlich verhalten kann (nach KMK 2011)".[49] Handlungskompetenz setzt sich aus der Fach-, Selbst-, und Sozialkompetenz zusammen. Unter Fachkompetenz wird das Wissen über ein Fachgebiet verstanden. Sie beschreibt folglich die Fähigkeit, Aufgaben und Probleme zu beurteilen, zu lösen und abschließend evaluieren zu können. Die Selbstkompetenz umfasst unter anderem den Bereich der Selbstentwicklung. Die Auszubildenden sollen befähigt werden, ihr berufliches Handeln zu reflektieren und dementsprechend auch Verantwortung gegenüber diesem zu übernehmen. Eigenschaften wie Selbstvertrauen, Selbstständigkeit, Kritikfähigkeit und Verantwortungs- und Pflichtbewusstsein spielen im Bereich der Selbstkompetenz eine große Rolle. Auch die Entwicklung von Wertvorstellungen ist hierbei von enormer Bedeutung.[50]

Sozialkompetenz beschreibt die Beziehungs- und Teamfähigkeit. Im Bereich dieser Kompetenz geht es um das Einfühlungsvermögen, die Empathie, als auch um die Kooperations- und Konfliktbereitschaft. Die Auszubildenden müssen eine gewisse Toleranz für andere Meinungen entwickeln. Die Sozialkompetenz lässt sich am besten durch die Arbeit im Team erlernen, da ein Team immer durch eine Heterogenität geprägt ist.

Jede der drei oben genannten Kompetenzdimensionen beinhaltet noch drei weitere Teilkompetenzen, die Methoden-, die kommunikative- und die Lernkompetenz. Die Methodenkompetenz beschreibt die Herangehensweise an gestellte Aufgaben. Menschen mit einer ausgeprägten Methodenkompetenz zeichnen sich in ihrer Arbeitsweise durch planmäßiges und zielgerichtetes Handeln aus. Die kommunikative Kompetenz drückt aus, inwiefern kommunikative Situationen verstanden und gestaltet werden. Es geht hierbei um die Fähigkeit, sowohl die eigenen als auch die Bedürfnisse anderer wahrzunehmen und verstehen zu können.

Die Lernkompetenz beschreibt das Ausmaß, inwieweit Informationen verstanden und ausgewertet werden, also die Fähigkeit zum Wissenstransfer. Hinzu kommt die Fähigkeit zur Selbstreflexion, die eine ebenso zentrale Rolle spielt. Des Weiteren umfasst die Lernkompetenz

---

49 Thieme, 2020, S. 47
50 Igl, 2021, S. 100

die Fähigkeit und auch die Bereitschaft, nicht nur im beruflichen Kontext, sondern auch darüber hinaus Lernstrategien und -techniken zu verinnerlichen, die anschließend für das lebenslange Lernen genutzt werden können und sollen.[51]

Das lebenslange Lernen stellt einen Prozess dar, der mit dem Konzept der Kompetenzorientierung gefördert wird. Die Auszubildenden sollen die Bereitschaft und die Befähigung aufbauen, mit Hilfe derer sie professionelles Pflegehandeln umsetzen können.[52]

Die Fachkommission des Rahmenlehrplans hat ein gemeinsames Verständnis von Kompetenz entwickelt. „Die in der Ausbildung zu erwerbenden und zu entwickelnden Kompetenzen werden als komplexe Konstrukte verstanden, die sich dynamisch über den Ausbildungsprozess (...) weiterentwickeln".[53]

> *„Kompetenzen werden in diesem Kontext nicht als abstrakte Befähigungen verstanden, sie sind vielmehr anforderungsorientiert formuliert und deutlich auf komplexe Pflege- und Berufssituationen ausgerichtet. Kompetenz wird verstanden als die Fähigkeit und Bereitschaft, in komplexen Pflege- und Berufssituationen professionell zu handeln und sich für die persönliche und fachliche Weiterentwicklung einzusetzen. Kompetenz ist als Handlungsvoraussetzung des Einzelnen anzusehen, die nicht unmittelbar beobachtet werden kann, sich jedoch im Handeln selbst zeigt. Das beobachtbare Handeln wird auch als Performanz bezeichnet".*[54]

Hier wird deutlich, dass die Handlungskompetenz Lernender in der Pflege auch im Rahmenlehrplan verankert ist. Begründet durch die Aufgaben um den Pflegeprozess und der Sicherstellung sowie Weiterentwicklung von Pflegequalität, die nach dem PflBG ausschließlich Pflegefachpersonal vorbehalten sind und selbstständig und eigenverantwortlich durchgeführt werden.[55]

---

51   Igl, 2021, S. 100
52   PflBG, 2020, § 5, Abs. 1
53   Rahmenlehrpläne, 2019, S. 9f.
54   Rahmenlehrpläne, 2019, S. 10
55   Rahmenlehrpläne, 2019, S. 7

3.6   Förderungsansätze von Handlungskompetenz

Nachdem in den vorangestellten Kapiteln beschrieben wurde, was unter Handlungskompetenz zu verstehen ist und in welchem Kontext sie zur beruflichen Bildung steht, soll hier der Gedanke verfolgt werden, wie Handlungskompetenz in der Theorie (Kapitel 3.6.1) und in der Praxis (Kapitel 3.6.2) zu fördern ist.

> *„Ein Mensch entwickelt Kompetenz nach individuellen Möglichkeiten und nach den Angeboten, die ihm zur Verfügung stehen bzw. gemacht werden".*[56]

3.6.1 In der theoretischen Ausbildung

Herbert Gudjons schreibt in seinem Buch *Handlungsorientiert lehren und lernen*, dass es in der Lehre notwendig ist, auf Methodik und Didaktik zurückzugreifen, die die Selbstständigkeit fördern und den Lernenden die Möglichkeit geben, in Bezug auf den Lerngegenstand zu handeln.[57]

Auch im Rahmenlehrplan finden wir immer wieder Hinweise darauf, dass Selbstständigkeit und Handlungskompetenz gefordert werden.

Theoretische Inhalte müssen sich auf reale Situationen beziehen, die einen starken Praxisbezug haben. Im Idealfall sind dies Szenen, die die Auszubildenden im praktischen Teil der Ausbildung bereits erlebt haben oder wissen, dass es sie im realen Arbeitsalltag von Pflegekräften gibt.

Theoretisches Fachwissen soll als realistischer Gegenstand in der Lernwelt von Auszubildenden verstanden werden, damit neu erlernte Inhalte direkt besser einsortiert werden können und eine Verbindung zur Praxis hergestellt werden kann.[58] Theorie und Praxis sollen in der Pflegeausbildung als „Großes Ganzes" erlebt werden, anstatt als ständige Diskrepanz zwischen Wunschhandeln und Realität.

---

56 Kriesten, 2021, S. 40
57 Gudjons, 2014, S. 19
58 Gudjons, 2014, S. 19

Auch in der Theorie muss die Vollständigkeit einer Handlung sichtbar sein, damit Auszubildende den Pflegeprozess erkennen und diesen komplett zu bewältigen lernen.

Wer Handlungskompetenz bei den Lernenden fördern möchte, muss handlungsorientiert lehren. In der Berufspädagogik ist Handlungskompetenz nach wie vor eines der Hauptziele, welches mit entsprechenden Unterrichtsmethoden erreicht werden soll.[59] Handlungsorientierter Unterricht wird als ein offenes Lehrkonzept beschrieben, bei dem die Auszubildenden dazu angeregt werden, sich aktiv mit ihrer beruflichen Lebenswelt zu befassen, sie Erfahrungen machen können, verschiedene Situationen oder Materialien ausprobieren sowie Handlungsalternativen erfahren.[60] Handlungsorientierter Unterricht muss gut vorbereitet und geplant werden. Da er so ausgelegt ist, dass die Lehrperson durch die gewünschte Eigeninitiative des Auszubildenden nicht vorhersehen kann, wie der genaue Ablauf ist, muss die Lehrerin offen und spontan sein, um auf verschiedene Unterrichtsentwicklungen reagieren zu können.

Nach Jank und Meyer ist handlungsorientierter Unterricht *„ein ganzheitlicher und schüleraktiver Unterricht, in dem die zwischen dem Lehrer und den Schülern vereinbarten Handlungsprodukte die Gestaltung des Unterrichtsprozesses leiten, sodass Kopf- und Handarbeit der Schüler in ein ausgewogenes Verhältnis zueinander gebracht werden können"*.[61]

Didaktische Kriterien für die Gestaltung handlungsorientierten Unterrichts sind:

- individuelle Interessen der Auszubildenden sind Mittelpunkt des Unterrichtsgeschehens
- Anregung zur aktiven und selbstständigen Handlung der Auszubildenden (Selbstständigkeit)
- kognitives und psychomotorisches Lernen werden als gleichwertig und im dynamischen Verhältnis zueinander betrachtet (Kopf- und Handarbeit)

---

59 Schneider, Brinker-Meyendriesch & Schneider, 2005, S. 117
60 Schneider et al., 2005, S. 120
61 Jank & Meyer, 2021, S. 315

- solidarisches Handeln in der Gruppe, als Folge von kommunikativem Lernzuwachs und Zielorientierung
- Orientierung an den Ergebnisprodukten des Unterrichts (Materialien, erworbene Fähig- und Fertigkeiten)[62]

Um nicht vom eigentlichen Ziel dieser Arbeit abzuschweifen und das Ausmaß der Länge nicht zu strapazieren, werden hier nur einige methodische Ansätze aufgezeigt, die bei der Unterrichtsgestaltung berücksichtigt werden sollen, wenn Handlungsorientierung das Ziel ist.

Entdeckendes Lernen, das bereits in den 1970er Jahren von *J. S. Brunner* vertreten wurde,[63] fördert den Erwerb der Fähigkeit, selbstständig an Informationen zu gelangen, die für das Handeln erforderlich sind.[64] Das bedeutet, dass Auszubildende anstatt nur zu hören oder zu lesen, aktiv an der Erarbeitung von Lerninhalten beteiligt sein sollen. Nur auf diese Weise können sie das Fachwissen verinnerlichen, welches die Lehrkraft vermittelt hat.[65]

Im Unterricht kann dies z. B. bei der Fallarbeit oder bei der Erarbeitung und Vorstellung von Textinhalten genutzt werden, um langen Frontalunterricht zu vermeiden.

Unterricht soll „offen" gestaltet werden. Hauptziel von **offenem Unterricht** ist es, Selbstständigkeit, Mündigkeit, kommunikatives Verhalten und Reflexionsfähigkeit zu fördern sowie Lernende anzuregen, auch unkonventionell zu denken.[66] Auszubildende müssen befähigt werden, frei denken und entscheiden zu können, sich von vorgegebenen Strukturen zu lösen, Verknüpfungen mit all ihrem Fach- und Erfahrungswissen herzustellen, damit sie darauf vorbereitet sind, dass es in der Pflegepraxis nicht immer nur „den Einen" richtigen Lösungs- oder Handlungsweg gibt.

Durch offenen Unterricht soll erreicht werden, dass Lernende sich eigene Wege schaffen, um im Berufsleben selbstbestimmt und sicher zu

---

62 Jank & Meyer, 2021, S. 316ff
63 Gudjons, 2014, S. 21
64 Gudjons, 2014, S. 21
65 Gudjons, 2014, S. 21f.
66 Gudjons, 2006, S. 53ff.

handeln. Es eröffnet die Möglichkeit, den Lernweg mit selbstgesteckten Zielen eigenverantwortlich zu bestimmen und zu lenken.[67] Passende Methoden sollen durch einen gezielten Einsatz im Unterricht erreichen, dass Selbstständigkeit und Mündigkeit gefördert[68] und als ein hohes Gut gesehen werden, die wichtig sind, um pflegerisch sicher handeln zu können.

In Anlage vier ist eine Hausarbeit des Moduls FAS des Bachelorstudiengangs der Berufspädagogik der HFH von Fr. Filipe zu finden, in der die Definition von Mündigkeit und der Bezug zur Handlungskompetenz beschrieben wird. Die Kapitel 2.1, 3, 5 und 8 verdeutlichen, warum diese in der Pflegeausbildung so wichtig sind und unbedingt durch entsprechende Methodik in der theoretischen Ausbildung ihre Berechtigung finden.

Offener Unterricht ist gekennzeichnet durch Kreativität, Methodenvielfalt, Abwechslung, Selbstständigkeit und Praxisphasen.[69] Im digitalen Zeitalter bietet es sich an, hier zusätzlich mit Webtools zu arbeiten, um die digitale Kompetenz der Auszubildenden zu fördern, Spaß am Lernen zu vermitteln und gleichzeitig Ergebnisse zu visualisieren.

Selbstorganisiertes Lernen (SOL) wird oft synonym verwendet mit den Begriffen „Selbstgesteuertes Lernen" und „Selbstständiges Lernen".[70]

Die Begrifflichkeiten lassen bereits auf den Aktivitätsgrad der Lernenden bei dieser Methode schließen. Hierbei geht es nicht darum, sich passiv ohne Eigeninitiative durch eine andere Person etwas beibringen zu lassen, wie bspw. beim Frontalunterricht. SOL bedeutet, aktiv den eigenen Lernprozess zu planen, zu steuern und zu evaluieren.[71] Dieses Vorgehen geschieht jedoch nicht völlig frei und ohne Aufsicht. Um einen Lernzuwachs zu bewirken und Schwierigkeiten im Lernprozess zu vermeiden, muss SOL durch eine Lehrkraft begleitet werden.[72] Hierbei muss das Lernkonzept SOL mit den Zielen und anzuwendenden Techniken vor-

---

67 Gudjons, 2014, S. 23
68 Gudjons, 2014, S. 23
69 Gudjons, 2014, S. 23f.
70 Gudjons, 2014, S. 29
71 Gudjons, 2014, S. 30
72 Gudjons, 2014, S. 30

gestellt und gecoacht werden.[73] SOL führt langfristig dazu, dass Auszubildende ihr Potential sowie ihre Probleme besser einschätzen können.[74]

Diese Fähigkeit ist in der Pflegeausbildung besonders wichtig, um später in der Praxis Überforderung und Fehler vermeiden zu können sowie eine objektive Evaluation zu erlernen.

Konkret bedeutet Einbeziehung von SOL in die Unterrichtsgestaltung, dass die Zeitvorgaben veränderbar sind und von den Lernenden selbst eingeteilt werden können, gute Förderangebote und Lernbegleitung vorhanden sind[75] und das Lernumfeld und die Atmosphäre positiv gestaltet werden. SOL orientiert sich an den Bedürfnissen der einzelnen Auszubildenden und lässt Flexibilität und Reflexion zu.[76]

In der Umsetzung können die Arbeit mit Wochenplänen, dem Festlegen einer eigenen Reihenfolge der Lerneinheiten (LE) sowie Themen und Lernziele im Plenum ein Weg sein.

Projektunterricht ist eine Unterrichtsmethode, bei der eine Gruppe von Auszubildenden selbstständig ein bestimmtes Thema oder eine Problematik erarbeitet. Hierbei werden alle Phasen eigenständig von den Lernenden übernommen, von der Planung und Vorbereitung über die Durchführung des Projekts, bis hin zur Präsentation der Arbeitsergebnisse. Jede Teilnehmerin soll aktiv an dem Projekt beteiligt werden, weshalb die Gruppe selbst die einzelnen Aufgaben verteilt. Die Lernenden legen ein bestimmtes Ziel fest, das während der Projektarbeit verfolgt werden soll und am Ende in einer Abschlusspräsentation von der Gruppe dargestellt wird. Das exakte Thema, welches bearbeitet wird, sucht sich die Gruppe im Idealfall selbst aus, damit der Lerninhalt echten Praxisbezug zu der beruflichen Lebenswelt der Auszubildenden hat.[77]

---

73 Gudjons, 2014, S. 30
74 Gudjons, 2014, S. 30
75 Gudjons, 2014, S. 31f.
76 Gudjons, 2014, S. 32
77 Reich, 2008, S. 1ff.

Projektarbeit ist gekennzeichnet durch:

- Selbstständigkeit
- Gleichberechtigung der teilnehmenden Gruppenmitglieder
- Handlungsorientierung
- Eigenverantwortlichkeit
- Kreativität
- Offenheit in der Vorgehensweise und den Ergebnissen
- Rollenverständnis der Lehrerin als Lernbegleiterin
- Orientierung an den Interessen der Lernenden
- Entscheidungsfreiheit
- hohe Praxisrelevanz[78]

Ziel des Projektunterrichts ist es, eine ganzheitliche Lehr-Lernform in den Unterricht zu integrieren, mit dem heterogene Gruppen selbstständiges Arbeiten trainieren, ihre Teamfähigkeit und Methodenkompetenz erweitern und erkennen, welche Bereicherung individuelle Fähigkeiten und Stärken der einzelnen Gruppenmitglieder für das Team sein können.[79] Des Weiteren werden mit dieser Methode Kritik- und Kommunikationsfähigkeiten ausgebildet sowie das Verständnis für die Theorie-Praxisvernetzung geschult.[80]

Projektunterricht in der Pflegeausbildung kann für eine ganze Projektwoche oder auch nur für einzelne Tage oder Stunden organisiert werden.

Ein Beispiel könnte das Thema „Gesundheitsmanagement in der Pflegeausbildung" sein. Die Auszubildenden können sich zu diesem Hauptthema für eine eigene Problematik entscheiden, die sie bearbeiten wollen und eigene Ziele für das Ergebnis festlegen. Zum Projektende werden alle Ideen oder Lösungsansätze zur Prävention bspw. dem Arbeitgeber präsentiert.

Auch die Kompetenzen, die in der Pflegeausbildung nach dem PflBG vermittelt werden sollen, lassen trotz ihrer festgelegten Inhalte darauf schließen, dass innerhalb der Vorgaben Handlungsspielraum für alterna-

---

78 Reich, 2008, S. 1
79 Reich, 2008, S. 8f.
80 Reich, 2008, S. 8ff.

tive Methoden ist. Es werden konkrete Angaben gemacht, welche Menschen in welchen Situationen nach der Ausbildung versorgt werden sollen und in welchen Bereichen sich die Lernenden auskennen müssen. Detaillierte Vorgehensweisen oder Methoden in der Lehre sind jedoch nicht zu finden. Dafür wird, wie in der Pflegeberufe-, Ausbildungs- und Prüfungsverordnung (PflAPrV) deutlich gemacht, dass *Selbstständigkeit* ausdrücklich gefordert wird.[81]

Die Kompetenzbereiche der beruflichen Pflegeausbildung gliedern sich in fünf Themenbereiche. Im ersten Themenbereich geht es darum, die Pflege von Menschen aller Altersgruppen verantwortlich zu planen, organisieren, gestalten und zu evaluieren. Gemeint sind hierbei Pflegeprozesse und die Pflegediagnostik in akuten und dauerhaften Pflegesituationen. Ein besonderes Augenmerk liegt im Zuge dessen auch auf der Gesundheitsförderung und der Prävention. Mit 900 - 1000 Stunden, sowohl theoretisch als auch praktisch, stellt Themenbereich eins den größten Anteil dar. Themenbereich zwei (250 – 300 Stunden) beschäftigt sich mit der personen- und situationsorientierten Kommunikation und Beratung von Menschen aller Altersgruppen und deren Anleitung und Schulung.[82]

Der dritte Themenbereich umfasst ebenfalls wie Themenbereich zwei 250–300 Stunden. Wichtige Kompetenzen liegen hierbei im intra- und interprofessionellen Handeln, wie z. B. die eigenständige Durchführung von ärztlichen Anordnungen im Pflegekontext und in Notfallsituationen.[83]

Im vierten Themenbereich (150–200 Stunden) sollen Auszubildende das eigene Handeln auf der Grundlage von Gesetzen, Verordnungen und ethischen Leitlinien reflektieren und begründen lernen.[84]

Der fünfte Themenbereich ist mit gleicher Stundenanzahl wie Themenbereich vier hinterlegt. Hier wird das eigene Handeln auf der Grundlage wissenschaftlicher Erkenntnisse reflektiert und begründet und vermittelt, wie Verantwortung für die Entwicklung der eigenen Persönlichkeit sowie für das berufliche Selbstverständnis übernommen werden.[85]

---

81 PflAPrV, 2020, § 2, Abs. 1
82 BMFSFJ, 2019, o. S.
83 BMFSFJ, 2019, o. S.
84 BMFSFJ, 2019, o. S.
85 BMFSFJ, 2019, o. S.

Zeit	Didaktische Phase	Lernziele / Kompetenzen	Inhalt	Interaktion: Lehrende (L), Auszubildende (A)	Methode / Sozialform / Medien / Material	Neuralgische Punkte
08:00 – 08:10	Eröffnungsphase	• **A** finden sich im Skills lab ein und bereiten sich auf den Unterrichtsbeginn vor	Anwesenheit Begrüßung	• **L**: begrüßt die **A**; klärt Anwesenheit aller **A** • **A**: finden sich im Skills lab ein	Gruppengespräch	Unpünktlichkeit
08:10 – 08:20	Orientierungsphase	• **A** sind in der Lage, selbstständig Gruppen zu bilden • **A** sind in der Lage selbstständig aus drei vorgegebenen Arbeitsaufträgen ihren Lernauftrag auszuwählen	Bildung der Arbeitsgruppen	• **L**: moderiert die Orientierungsphase • **A**: stellen selbstständig Gruppen zusammen & wählen Aufgabenstellung	offener Unterricht	• werden sich über den Arbeitsauftrag nicht einig; • sind sich nicht einig über Gruppenzusammenstellung
08:20 – 09:15 (Zeit individuell von Gruppen regulierbar)	Erarbeitungsphase	• **A** sind in der Lage, selbstständig Fachinhalte zu erarbeiten • Kreativität der **A** wird gefördert • **A** können verschiedene Lernmethoden sicher anwenden • **A** erwerben Medienkompetenz	Themen: 1. Wundphasen 2. aseptische Wundversorgung 3. Wundauflagen 4. Dokumentation & Beratung des Patienten	• **L**: fungiert als Lernbegleiter; ist anwesend, hilft bei Unterstützungsbedarf • **A**: sollen je nach Wahl der Aufgabenstellung: Hausstandard erarbeiten, Fachliteratur lesen & ansprechende Präsentation vorbereiten (z. B. Tutorial, Power Point, Flipchart, Podcast) • schreiben benötigte Materialien auf	• entdeckendes Lernen in Gruppenarbeit (Vierer-Gruppe) bzgl. Hausstandard/Fachliteratur • SOL bzgl. Präsentationserstellung	• fehlende Präsentationsmaterialien • Unstimmigkeiten bei Zeiteinteilung oder Methodenwahl • Überforderung durch eigenständiges Arbeiten
09:15 – 09:30	Pause (der Zeitpunkt der Pause kann von jeder Gruppe frei gewählt werden)					
09:30 – 09:45	Organisationsphase	• **A** können selbstorganisiert ihre Präsentation vorbereiten • Kommunikationsfähigkeiten der **A** werden trainiert	Organisation der Präsentationen	**A**: • besprechen ihre Vorgehensweise der Präsentation & Rollenverteilung • üben ggf. • sprechen sich gruppenübergreifend bzgl. der Präsentationsreihenfolge ab **L**: hört zu und beobachtet; greift lediglich bei Unstimmigkeiten ein	SOL	• keine Einigkeit über Reihenfolge • keine Einigkeit über Rollenverteilung

15-minütige Pause wird individuell von **A** während der Vermittlungsphase bestimmt

		A:	Themen:	A: / L:		
09:45 – 11:00	Vermittlungs-phase	• können strukturierte Vorträge halten • können sich adäquat ausdrücken • nutzen Fachsprache • beherrschen Fachwissen sicher & können dieses vermitteln • können Abläufe fachgerecht demonstrieren • sind fähig zu Teamarbeit • sind kritikfähig	Wundphasen aseptische Wundversorgung Wundauflagen Dokumentation & Beratung des Patienten Info - & Schulungsmaterial	**A:** • präsentieren ihre Ergebnisse • stellen bzw. beantworten Rückfragen • stellen Informationsmaterial zur Verfügung **L:** • fungiert als Lernbegleiter; ist anwesend, hilft bei Überforderung • korrigiert bei Bedarf	individuelle Methodenwahl Entscheidung durch **A** selbst	stockender Vortrag Uneinigkeit in der Gruppe fehlendes bzw. lückenhaftes Fachwissen fehlende Fachsprache mangelnde Präsentationsfähigkeit
11:00 – 11:30	Verarbei-tungsphase / Cool down	**A:** • reflektieren ihre Ergebnisse und Arbeitsweise sachlich • können Verbesserungsvorschläge aufzuzeigen • sind in der Lage, konstruktive Kritik an den anderen Gruppen zu äußern • können gegenseitige Wertschätzung der Leistungen zeigen	Reflexion und Evaluation	**A:** • sollen die Methodenwahl & Unterrichtsform reflektieren • können Verbesserungsvorschläge der Methodenwahl nennen **L:** moderiert die Verarbeitungsphase	Gruppengespräch	fehlende Reflexionsfähigkeit mangelnder Respekt vor den anderen Gruppen fehlende Kritikfähigkeit

Tabelle 1: Artikulationsschema (eigene Darstellung, 2022)

In der Tabelle 1 wird ein selbst entwickeltes Artikulationsschema vorgestellt, welches ein Beispiel dafür geben soll, wie theoretischer Unterricht methodisch organisiert werden kann, sodass die Handlungskompetenz der Auszubildenden erweitert wird. Das Artikulationsschema wurde frei erstellt, es orientiert sich an der Handlungstheoretischen Aneignungsdidaktik, dem Planungs-, Durchführungs- und Evaluationsinstrument des BIBB.[86]

In dem hier dargestellten Artikulationsschema werden Methoden genutzt, die in Kapitel 3.6.1 als handlungskompetenzsteigernd beschrieben werden. Es handelt sich um eine Unterrichtseinheit (UE) aus der LE 05.8 *Menschen mit einer chronischen Wunde unterstützen, beraten und stärken*, die im dritten Ausbildungsdrittel unterrichtet wird.

Dieser Entwurf ist nur ein Beispiel von vielen Möglichkeiten, die oben vorgestellten Methoden einzusetzen und zeigt gleichzeitig auf, dass sie miteinander zielführend kombiniert werden können.

Das Hauptziel dieses Unterrichtsentwurfs ist es, neben der Vermittlung des Fachwissens und psychomotorischen Fertigkeiten im Rahmen der Durchführung des Verbandwechsels, die Selbstständigkeit und Eigenorganisation der Auszubildenden zu fördern. Es wird darauf hingearbeitet, mündige und handlungsfähige Pflegekräfte auszubilden, die kritikfähig sind, durch gute kommunikative und soziale Kompetenzen ihre Interessen selbst vertreten können und lernen, ihre Stärken gezielt im Team einzusetzen. Die Vielzahl der neuralgischen Punkte, die im offenen selbstorganisierten Unterricht vorherrschen, wird wissentlich durch die Lehrerinnen in Kauf genommen, da aus Sicht der Autorinnen die Vorteile dieser Lehrmethode dominieren.

3.6.2 In der praktischen Ausbildung

Um ein handlungsorientiertes, ganzheitliches Lernkonzept in der Pflegeausbildung zu erstellen ist es wichtig, dass Pflegeschule und Praxis in engem Austausch stehen, das gleiche Ausbildungsverständnis haben, einheitliche Methoden nutzen und Transparenz leben. Auch im PflBG finden wir Belege dafür, welche Wichtigkeit die Zusammenarbeit hat. Das Gesetz

---

86 BIBB, 2009, o. S.

soll eine Grundlage bieten, um „... eine optimale inhaltliche und zeitliche Theorie-Praxis-Verzahnung während der Ausbildung zu gewährleisten".[87] So wird erreicht, dass die eng aufeinander abgestimmten Ziele der theoretischen und praktischen Ausbildung zu intensivem Praxistransfer beitragen.[88] Die im Unterricht erlernten Fachkenntnisse tragen dazu bei, in der Pflegepraxis Probleme zu lösen, durchgeführte Tätigkeiten besser zu reflektieren oder einfach handlungsfähiger zu sein.[89] Das Erfahrungswissen aus der Praxis hilft im Schulunterricht neue Inhalte besser zu verstehen und in einen Gesamtzusammenhang zu bringen.

Um diese enge Zusammenarbeit zwischen Theorie und Praxis zu gewährleisten, wird nicht nur ein einheitliches Ausbildungskonzept benötigt, sondern auch qualifiziertes Pflegefachpersonal mit pädagogischem Hintergrundwissen, um prozesshafte Lernsituationen zu schaffen und handlungsorientierte Anleitungen durchzuführen. In der Pflegeausbildung übernehmen diese Aufgaben die Praxisanleiterinnen.

Ihre Aufgaben sind es:

- Auszubildende Schritt für Schritt an die Aufgaben einer Pflegefachkraft heranzuführen, damit sie diese selbstständig durchführen können
- in der Pflegeschule erlerntes Fachwissen in der Praxis umsetzen zu können
- das Erlangen des Ausbildungsziels zu unterstützen
- den Lernprozess der Auszubildenden zu begleiten
- bei der Praxisbegleitung mitzuwirken
- Ansprechpartner und Vertrauensperson für die Auszubildenden in allen Belangen der praktischen Ausbildung zu sein, in Bezug auf Anleitung und Organisation
- Praxisaufgaben zu erstellen, zu begleiten und auszuwerten
- mit den Auszubildenden Lernbegleitgespräche zu führen

---

87 Igl, 2021, S. 133
88 Igl, 2021, S. 133
89 Igl, 2021, S. 133

- strukturelle und organisatorische Rahmenbedingungen sicher-zustellen
- Mitwirken bei der Zwischen- und Abschlussprüfung[90]

Praxisanleiterinnen nehmen also eine besondere Rolle ein. Sie bilden das Bindeglied zwischen der theoretischen und praktischen Ausbildung, zwischen abstraktem Fachwissen und pflegepraktischen Erfahrungen, die zur Handlungskompetenz führen sollen.[91]

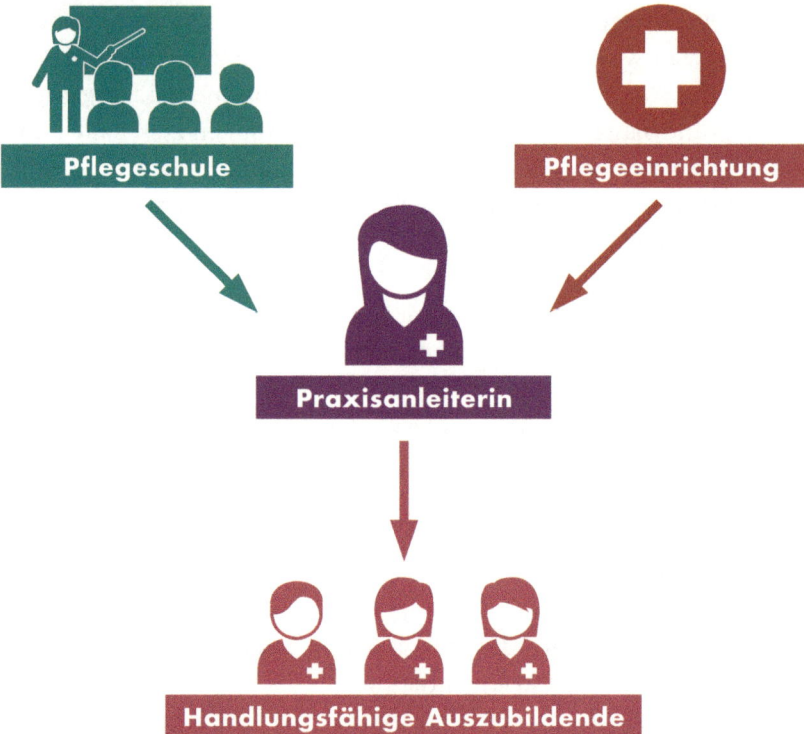

Abb. 3: Praxisanleiter als Schnittstelle von Theorie & Praxis (eigene Darstellung, 2022, o. S.)

---

90 Denzel, 2019, S. 19
91 Denzel, 2019, S. 20

Praxisanleiterinnen bilden die didaktische Schnittstelle, um die im PflBG geforderte Theorie – Praxis – Verzahnung zu gewährleisten und mit ihren pädagogischen Kompetenzen Selbstständigkeit und Handlungsfähigkeit bei den Auszubildenden zu fördern.

Um echten Lernzuwachs zu bewirken, ist es unabdingbar, Situationen zu schaffen, in denen Auszubildende in der Pflege die Möglichkeit bekommen, eine Verbindung zwischen dem Lernstoff und ihrer beruflichen Lebenswelt herstellen zu können. Anreize müssen gesetzt werden, die auf emotionaler und kognitiver Ebene wirken und so zu Veränderungen führen.[92] Dabei geht es nicht darum, den Auszubildenden geschlossene Fragen zu stellen oder einzelne Aufgaben zu erteilen, die losgelöst vom Pflegeprozess erfüllt werden sollen. Pflegehandeln kann nur in echten Pflegesituationen erlernt werden, weil hier äußere Einflüsse, die auch im späteren Berufsleben auf Pflegepersonal zukommen, stattfinden. In den Lernsituationen werden Auszubildende jedoch noch von Praxisanleiterinnen unterstützt, diese unvorhergesehenen Probleme zu reflektieren und zu bewältigen, sodass sie keine Angst haben müssen Fehler zu machen, eine falsche Entscheidung zu treffen und mit einer Situation überfordert zu sein.

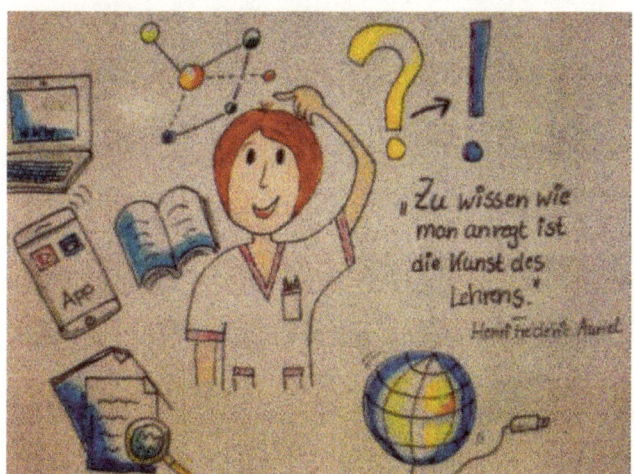

Abb. 4: Werbematerial für Praxisanleitung beim Junge Pflege Kongress[93]

---

92 Denzel, 2019, S. 92
93 Quensi, 2018, o. S.

Das Zitat von Henri Frederic Auriel auf Abbildung 4 verdeutlicht ausdrucksstark, dass gut lehren zu können eine anspruchsvolle und komplexe Angelegenheit ist. Sie muss geplant und bis ins Detail vorbereitet werden, auf individuelle Bedürfnisse und Rahmenbedingungen abgestimmt werden sowie eine ausgewogene Methodenvielfalt zeigen, um die gesetzten Ziele für die Auszubildenden erreichbar zu machen.

In der konstruktivistischen Didaktik geht man davon aus, dass der Lernprozess nur mit aktiver Beteiligung des Lernenden selbst funktioniert. Es wird eine Entwicklung in der Kommunikation, Selbstorganisation und Eigenaktivität vorausgesetzt, um kognitive Veränderungen zu bewirken.[94] Damit der Lernprozess positiv verläuft und zur Erweiterung von Handlungsfähigkeit führt, ist es wichtig, dass die anleitenden Personen sich darüber bewusst sind, dass dies nicht von außen geschieht, indem Praxisanleiterinnen Wissen transferieren. Es müssen stattdessen Motivation, Interesse am Lerngegenstand und die Denkleistung angeregt werden.[95] So wird die Praxisanleiterin zur Lernbegleiterin, welche individuelle Fähigkeiten der Auszubildenden kennt und einsetzt.[96]

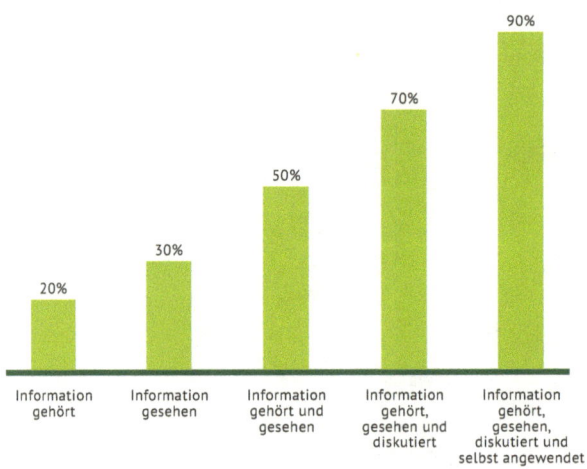

Abb. 5: Lernen. Merkfähigkeit – lernen heißt verarbeiten[97]

94 Keller, 2020, S. 32
95 Keller, 2020, S. 32
96 Keller, 2020, S. 32
97 Denzel, 2020, S. 93

In Abb. 5 wird deutlich, warum es für den Lernzuwachs so wichtig ist, Auszubildende in der Pflege selbstständig handeln zu lassen. Informationen festigen sich deutlich effektiver und nachhaltiger, wenn sie nicht nur gehört und gesehen werden, sondern auch diskutiert und selbstständig umgesetzt werden können. „Selber ausprobieren", „Fehler machen dürfen", „sich trauen, Fachwissen in einen Zusammenhang zu bringen" sind wichtige Elemente in der handlungsorientierten Anleitung, bei der Lernen nicht als reine Übernahme von Fachwissen verstanden wird, sondern als sich entwickelnder Prozess.

Außerdem ist zu berücksichtigen, dass es beim Lernen in der Praxis nicht übergeordnet darum geht, ausschließlich Fachwissen zu vermitteln, sondern zu bewirken, dass Auszubildende einen Habitus entwickeln, der dem aktuellen Pflegeverständnis gerecht wird.[98] Um dies zu erreichen, ist es notwendig, neben kognitiven auch affektive sowie psychomotorische Fähigkeiten zu fördern.[99]

Wie in Kapitel 3.3 bereits beschrieben, ist hierbei von der Performanz die Rede. Die Performanz ist das zugehörige Handeln zu einer Kompetenz.[100] Kompetenzen werden erschlossen, das zu beobachtende Verhalten stellt die Performanz dar.

Die Aufgabe in der praktischen Examensprüfung lautet nach der PflAPrV, dass Auszubildende in der Lage sein sollen, eine selbstständige, ganzheitliche und prozesshafte Pflege durchführen zu können und dabei insbesondere vorbehaltene Tätigkeiten einer Pflegefachkraft übernehmen. Hierzu zählen alle Aufgaben die den Pflegeprozess definieren.[101] Um dieser Aufgabe gerecht werden zu können, sind alle Kompetenzbereiche gefordert. Diese Tatsache muss zu dem Bewusstsein führen, dass alle Kompetenzen, die nach der PflAPrV geprüft werden, auch während der Ausbildung gelehrt worden sein müssen.

Um eine Auswahl zielführender Lehr- und Lernmethoden für die praktische Pflegeausbildung zu treffen, muss man sich darüber im Klaren

---

98 Mamerow, 2018, S. 189
99 Mamerow, 2018, S. 189
100 Weitz, 2017, o. S.
101 PflAPrV, 2020, § 37, Abs. 2

sein, welch große Bedeutung und Auswirkung Motivation und Freude am Lernen auf die Bereitschaft und Leistungsfähigkeit der Auszubildenden haben. Christiane Keller betont in Ihrem Artikel *Abwechslungsreich und kreativ anleiten – Teil 2* welche Methoden nicht nur das Ausbildungsziel verfolgen, sondern auch durch Spaß am Lernen verschiedene Kompetenzen stärkt.[102] Im Idealfall gibt es eine ausgewogene Auswahl verschiedener Methoden, die durch Abwechslung und Einfallsreichtum überzeugen und bei denen eine hohe Eigeninitiative der Lernenden selbst gefordert ist.[103]

Um ein einheitliches didaktisches Lehrkonzept zu präsentieren, sollen Auszubildende die Methoden, die sie bereits im theoretischen Unterricht kennengelernt haben und diese sicher beherrschen, in der Praxis wiederfinden. So haben sie innerhalb ihres eigenen Lernprozesses mehr Handlungsspielraum und fühlen sich sicherer. Auch in der praktischen Ausbildung können SOL, entdeckendes Lernen und offener Unterricht genutzt werden, um die Lernziele der Auszubildenden zu erreichen.

SOL kann z. B. in der Praxis in Form eines Wochenplans genutzt werden, indem zu Beginn einer Ausbildungswoche oder auch zu Beginn des Praxiseinsatzes Lernziele in einem Lernentwicklungsgespräch mit der Praxisanleiterin festgelegt werden und die Auszubildende sich diese selbst strukturiert und erarbeitet. Unterstützen kann man den Lernerfolg hierbei mit einem Lerntagebuch, in dem der Ausbildungsverlauf mit allen Fortschritten und Misserfolgen dokumentiert wird und Lösungsansätze reflektiert werden.

Offener Unterricht kann in der Praxis sehr kreativ und abwechslungsreich gestaltet und sogar mit dem **entdeckenden Lernen** verknüpft werden. Konkret bedeutet dies, dass sich die Lernenden im Einsatzort selbst ein Thema aussuchen, welches sie sich erarbeiten möchten und inhaltlich zur aktuellen Fachabteilung passt. Auf diese Weise muss sich die Auszubildende zuerst einen Überblick verschaffen, welches Lernangebot der Einsatzort überhaupt bietet und kann eine persönliche Priorisierung vornehmen. Nach welchem Kriterium die Lernende ihr Thema auswählt, ist

---

102 Keller, 2022, S. 40ff.
103 Keller, 2022, S. 40

ihr selbst überlassen. Im nächsten Schritt bekommt die Auszubildende die Aufgabe, sich über das Thema selbstständig mit allen Medien, die im Einsatzort zur Verfügung stehen, Informationen zum gewählten Thema einzuholen und zu fixieren. Die Auszubildende soll anschließend einen Weg finden alle Inhalte, die selbstständig erarbeitet wurden, so zu organisieren, dass sie als Instrument genutzt werden können, um auch anderen Lernenden dieses Thema näher zu bringen. Hierbei können herkömmliche Methoden wie ein Arbeitsblatt, Checklisten oder Vorträge genutzt werden, aber auch ganz kreative und neue Methoden, die im Einsatzort noch nicht üblich sind und der Lernenden vielleicht besonders Spaß machen. Beispiele sind u. a. eine Vernissage auf dem Stationsflur zum Thema „Entstehung eines Dekubitus", selbsterstellte Podcasts oder Lehrvideos über die Vorgehensweise beim „Verabreichen von Sondenkost". Auch das Erstellen eines eigenen Quiz mittels digitaler Webtools wie bzw. dem *Learning Snack* für neue Mitarbeiter, um sich auf der Station zurecht zu finden und um die ersten wichtigsten Informationen über den Einsatzort zu erhalten, können eine Variante sein.

Auszubildende haben mit einer solchen Methodenvielfalt und der freien Wahl, wie die praktische Ausbildung gestaltet wird, die Chance, ihr Potential zu entfalten und ihre Interessen und Begabungen in der Ausbildung zu nutzen. Gleichzeitig werden Motivation und Spaß am Lernen und den Lerninhalten gefördert.

Lautes Denken beschreibt eine Methode, bei der die Auszubildenden ihr Handeln mit Worten Schritt für Schritt laut beschreiben, sodass die Anleitende nachvollziehen kann, welche Motivation, Begründung und Fachkenntnis hinter den einzelnen Handlungsschritten steckt. Auch Hemmungen, Gefühle und Denkblockaden sollen hier verbalisiert werden. So erkennen Praxisanleiterinnen, in welcher emotionalen Lage sich die Lernenden befinden und können bei den individuellen Denkprozessen besser unterstützen, die theoretische Fachkenntnis in Handlungskompetenz umzusetzen.[104]

Das Ziel dieser Methode ist es, dass Lernende sich ihres Lernprozesses selbst bewusst werden und besser reflektieren können, welche Hand-

---

104 Keller, 2022, S. 40f.

lungsabfolge sinnvoll und richtig ist. Sie denken darüber nach, warum auf diese Weise gehandelt werden muss und ob bestimmte Routinehandlungen überhaupt fachlich korrekt sind.[105] Die Eigenreflexion wird mit dieser Methode geschult und bewirkt, dass sich die Auszubildenden selbstständig Handlungsalternativen erschließen können sowie auch trainieren, ihre Grenzen und Probleme zu benennen und Unterstützung einzufordern.

Aufgabe der Praxisanleiterin ist es, eine positive Lernatmosphäre zu schaffen und den Auszubildenden mit gezielten Fragestellungen zu bekräftigen, z. B.: „Warum bist du unsicher?" und „Warum hast du dich für diese Reihenfolge entschieden?".[106]

Lautes Denken kann in der Praxis bei allen Lerninhalten genutzt werden.[107] Im direkten Patientenkontakt muss jedoch bedacht werden, dass die verbalen Äußerungen des Auszubildenden den zu pflegenden Menschen ggf. irritieren können, daher muss abgewägt werden, in Gegenwart welcher Patienten diese Methode genutzt werden kann.

In der praktischen Umsetzung dieser Methode kann die Auszubildende z. B. direkt nach der Übergabe beginnen festzulegen, welche Pflegeprobleme in ihrer Patientengruppe erkannt wurden und welche Maßnahmen sowie weitere Tätigkeiten während des Dienstes erledigt werden müssen. Auf diese Weise bietet sich die Chance, dass sich die Auszubildende aller Aufgaben bewusst wird und reflektiert, ob sie sich dem gewachsen fühlt, oder sie einige dieser Aufgaben noch nicht beherrscht. Ängste und offene Fragen können im Austausch mit der Praxisanleitenden geäußert und geklärt werden. Die Auszubildende legt sich einen strukturierten Plan für den Dienst zurecht und wird durch die Praxisanleiterin begleitet, die ggf. zwischendurch Fragen zur emotionalen Lage oder zur Begründung der Handlungen stellt.

Die Methode **Sich selbst loben** eignet sich besonders für Auszubildende, deren Selbstbewusstsein gestärkt werden muss, oder für Situationen denen sich die Lernenden noch nicht gewachsen fühlen. Hierbei soll das Selbstwertgefühl gefestigt und Motivation sowie Selbstsicherheit gestärkt wer-

---

105 Keller, 2022, S. 41
106 Keller, 2022, S. 41
107 Keller, 2022, S. 41

den.[108] Ein weiteres Ziel ist, dass die Auszubildenden von Patienten und anderen Mitarbeitern anders wahrgenommen werden. Sie sollen durch die Methode Sich selbst loben eine selbstbewusstere Haltung bekommen, wodurch sie präsenter und selbstsicherer wirken.[109]

In der praktischen Umsetzung kann es verschiedene Vorgehensweisen geben. Sich selbst loben kann allein vor dem Spiegel stattfinden, aber auch mit Partnern oder in einer ganzen Gruppe. Die Praxisanleiterin sollte dies individuell von den teilnehmenden Personen und von der Situation abhängig machen, denn anfangs kann die Methode auf Auszubildende etwas befremdlich wirken.

Barbara Schubert beschreibt in ihrem Artikel „Wie Praxisanleiter Auszubildende motivieren", dass die Lernenden sich idealerweise vor einen Spiegel stellen und sich zuerst einmal anlächeln sollen, um ein positives Gefühl zu bewirken. Danach werden sie aufgefordert, sich selbst etwas Nettes oder Motivierendes zu sagen. Unterstützt werden können sie hierbei durch die Praxisanleiterin, die Beispiele vorgibt, wie z. B.: „Mir geht es gut", „Ich habe das ganze Fachwissen, dass ich brauche", „Meine Stärke ist …" oder ähnliche (o. ä.). Die Sätze können erst leise für sich und dann immer lauter wiederholt werden, bis ein positiver Effekt im Selbstwertgefühl zu verzeichnen ist.[110]

In der Gruppe kann diese Methode auch dazu dienen, das Gemeinschaftsgefühl zu stärken, sich gegenseitig zu motivieren und sich bewusst zu machen, dass ein Team durch die Fähigkeiten jedes einzelnen profitiert und jeder von dem anderen lernen kann.

In einem Ausbildungskurs einer der Autorinnen wurde diese Methode bei den Vorbereitungen auf die praktische Examensprüfung verwendet. Die Auszubildenden trafen sich in den letzten zwei Wochen vor der Prüfung jeden Tag zu Dienstbeginn mit der Praxisanleiterin, stellten sich in einen Kreis, hielten sich an den Händen und wiederholten drei Mal laut den Satz: „Uns geht es gut und wir schaffen das Examen". Schon nach wenigen Tagen war zu beobachten, dass die Lernenden Spaß dabei hatten,

---

108 Schubert, 2021, S. 27f.
109 Schubert, 2021, S. 28
110 Schubert, 2021, S. 27f.

wacher und motivierter in den Dienst gestartet sind, bereit waren, sich gegenseitig besser zu unterstützen und sich mehr zutrauten.

Lerncoaching ist eine Beratungstechnik, die aus der Disziplin der pädagogischen Psychologie stammt. In der Pflegeausbildung kann sie von Praxisanleiterinnen genutzt werden, um das Lernen der Auszubildenden als ebenbürtiger Kollege zu fördern und Rückhalt zu geben.[111] Beim Lerncoaching geht es darum, den Lernprozess des Auszubildenden zu begleiten, ohne genaue Vorgaben zu machen und Aufgaben zu benennen. Stattdessen nimmt die Lehrende Einfluss auf die Lernentwicklung, indem sie Anreize setzt und das selbstständige Handeln des Auszubildenden unterstützt. Dabei fungiert sie als „... *Beratung auf Augenhöhe*".[112] Das heißt, dass die Praxisanleitende die Lernatmosphäre so gestaltet, dass Lernende und Anleiterin sich als gleichberechtigte Partner wahrnehmen. Der Lerncoach hat die Aufgabe, die Auszubildende dabei zu unterstützen, den eigenen Lernprozess nach ihren individuellen Bedürfnissen und Fähigkeiten zu gestalten, indem Anreize gesetzt und Lernsituationen geschaffen werden. Er berät die Auszubildende, wofür ein kollegiales Verhältnis von enormer Wichtigkeit ist.[113]

Ziel dieser Methode ist es, dass die Lernende selbst über ihren Lernprozess nachdenkt und sich ihrer Stärken und Schwächen bewusst wird. Die Denkanstöße, die die Praxisanleiterin in den Gesprächen gibt, sollen die Auszubildenden dabei unterstützen, eigene Lösungsansätze zu entwickeln und Handlungswege auszuprobieren. So entwickelt sich ein selbstverantwortliches Lernverhalten, bei dem Lernende sich trauen, auszuprobieren, Alternativen zu entwickeln und über bisherige Fähigkeiten hinauszuwachsen können, da sie auf den Rückhalt durch ihren Coach vertrauen können.[114]

Lerncoaching kann in den unterschiedlichsten Settings erfolgen und ist daher für alle möglichen Inhalte und Pflegesituationen anwendbar. Der Erfolg dieser Methode ist jedoch maßgeblich davon abhängig, ob die Teil-

---

111 Schubert, 2021, S. 4
112 Schubert, 2021, S. 4
113 Schubert, 2021, S. 4
114 Schubert, 2021, S. 4f.

nehmenden bereit sind, Verantwortung und Initiative innerhalb ihrer Rolle zu zeigen. Auch die Gesprächs- und Beratungskompetenzen der Praxisanleitung als Coach sind für einen positiven Lernverlauf Voraussetzung.[115]

Lerncoaching kann von Seiten der Auszubildenden als anstrengend empfunden werden, da eine hohe Eigeninitiative gefordert ist und die Denkleistung über das eigene Lernverhalten und vorhandene Kompetenzen ermüdend und auch demotivierend wirken können.[116]

Die hier beschriebene Beratungsform läuft nicht willkürlich ab, wenn sie zum Erfolg führen soll, sondern in sechs einzelnen Schritten, die dem Pflegeprozess ähneln und den Auszubildenden daher nicht neu sind.

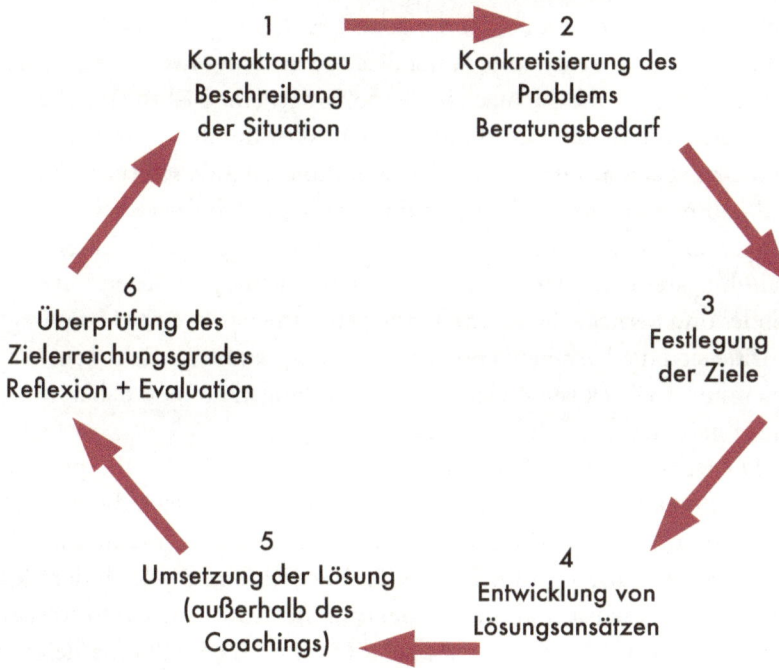

Abb. 6: Schritte des Lernberatungsprozesses[117]

---

115 Schubert, 2021, S. 10
116 Schubert, 2021, S. 10
117 Schubert, 2021, S. 10

Wie in der Abbildung 6 zu sehen ist, erfolgt im ersten Schritt die Kontaktaufnahme zwischen Auszubildender und Praxisanleiterin, bei der die Bedürfnisse des Lernenden benannt werden.

Im zweiten Schritt wird das Problem bzw. die Aufgabe beleuchtet, die von der Auszubildenden bewältigt werden soll. Hierbei berät der Lerncoach, gibt jedoch keine Lösungen vor. Denkimpulse werden ggf. durch gezielte Fragen initiiert.

In Schritt drei werden Lernziele durch die Auszubildende definiert, die den Weg des Lernprozesses bestimmen.

In der Phase der Lösungsansatzentwicklung ist die Lernende gefragt. Sie bestimmt selbst, welche Strategien entwickelt werden, um das Problem zu bewältigen und definiert eigene Lösungswege im Rahmen ihrer Fähigkeiten. Der Coach unterstützt diesen Schritt des Lernprozesses mit gezielten Fragen, die die Auszubildende fordern, ihr Ziel zu erreichen.

Schritt fünf ist die erste Phase, die nicht aktiv durch das Gespräch mit dem Lerncoach geleitet wird. Hier setzt die Lernende selbstständig die Maßnahmen um, die im bisherigen Coaching durch die gezielten Anregungen entwickelt wurden. Die Visualisierung der Maßnahmen und Handlungsschritte oder eine mündliche Abmachung zwischen Auszubildender und Lerncoach kann helfen zu verdeutlichen, welche Handlungsschritte sich die Lernende vorgenommen hat, damit sie nicht vom Weg abkommt.[118] Checklisten oder Zielvereinbarungen können dabei hilfreiche Hilfsmittel sein.

Die letzte Phase des Lernberatungsprozesses ist die Zielüberprüfung und Evaluation. Die Auszubildende beginnt damit, selbstständig zu reflektieren, ob und mit welchen Mitteln ihre Ziele erreicht wurden und gibt eine Einschätzung zu ihrer Kompetenzentwicklung ab. Auch der Coaching-Prozess selbst und die Kooperation mit dem Lerncoach werden reflektiert. Beendet wird diese Phase mit einem Lob der Praxisanleiterin für die Auszubildende.[119]

Diese Methode eignet sich in der praktischen Pflegeausbildung besonders gut, um Handlungskompetenz zu fördern. Denn es wird nicht nur die Selbstbestimmung über das eigene Lernverhalten sensibilisiert und

---

118 Schubert, 2021, S. 8ff.
119 Schubert, 2021, S. 9f.

geschult, sondern durch das strukturierte Vorgehen der einzelnen Lernschritte eine prozesshafte Anleitung gewährleistet.

Eingesetzt werden kann das Lerncoaching z. B. im Einsatzort, bei der Visitenbegleitung und -ausarbeitung oder bei der Betreuung einer eigenen Patientengruppe. So können Auszubildende nach eigenem Lerntempo und individuellen Voraussetzungen an neue komplexe Aufgaben herangeführt und unterstützt werden, ohne dass sie in starren Ausbildungsstrukturen gefangen sind.

Lernen durch Lehren ist eine Methode des Lernens, bei dem die Auszubildende in die Rolle der Praxisanleiterin schlüpft. Die Auszubildende übernimmt eigenständig den kompletten Anleitungsprozess eines anderen Lernenden von der Planung bis zur Reflexion, bei dem ein bestimmter thematischer Inhalt vermittelt werden soll.[120] Die anleitende Auszubildende übernimmt alle Aufgaben einer Praxisanleiterin und trägt damit große Verantwortung für den Lernzuwachs. Die Praxisanleiterin tritt in den Hintergrund, steht den Auszubildenden jedoch während der ganzen Zeit zur Seite, um den Lernprozess zu begleiten.[121]

Diese Methode fußt auf dem Gedanken, dass sich Gelerntes besser manifestiert, wenn man in der Lage ist, einer anderen Person den Lerngegenstand zu erklären und diese ihn dann fachgerecht durchführen kann. Hierbei werden Wissen und Fertigkeiten des anleitenden Auszubildenden wiederholt, geprüft und trainiert. Auf diese Weise soll die Handlungskompetenz gesteigert werden.[122] Auch die kommunikative und methodische Kompetenz werden hier gefördert, da der Lernerfolg maßgeblich von der passenden Vorgehensweise und motivierender Kommunikation abhängt.[123]

Auch in Bezug auf kommende Aufgaben einer Pflegefachkraft, wie das Beraten und Anleiten und selber auszubilden, bereitet diese Methode vor und stärkt durch die hohe Verantwortung das Selbstbewusstsein.[124]

Angewendet werden kann diese Methode in allen denkbaren Thematiken, wobei sich Anleitungen mit einem hohen praktischen Anteil

---

120 Keller, 2022, S. 43
121 Keller, 2022, S. 43
122 Keller, 2022, S. 43f.
123 Keller, 2022, S. 44
124 Keller, 2022, S. 44

anbieten.[125] Beispiele erstrecken sich vom Dokumentieren von Vitalzeichen in der digitalen Patientenakte oder der hygienischen Händedesinfektion bis hin zu einer kompletten Prüfungssimulation für eine praktische Examensprüfung.

Eigene Erfahrungen mit dieser Methode bei einer komplexen Anleitung wie der Prüfungssimulation haben gezeigt, dass diese sehr anstrengend und ermüdend sein kann. Jedoch hat sie zusätzlich den Effekt, dass die Lernenden den Blick einer Prüferin auf die ganzheitliche Versorgung des Patienten erkennen und lernen, Schwächen und Fehler in ihrer Gewichtung einzuschätzen und damit Ängste in Bezug auf die praktische Examensprüfung abbauen.

Bei der Methode **Lerninsel** geht es darum, sich einem Thema, das sich durch das Lernangebot des jeweiligen Einsatzortes ergibt, als Gruppe zu widmen. Die genauen Lerninhalte können in der Gruppe besprochen werden.[126] Diese Lernsituation erfolgt über mehrere Tage und wird während der gesamten Zeit von einem examinierten Lernbegleiter unterstützt.[127] Auszubildende haben mit dieser Methode die Möglichkeit, ihre Fachkenntnisse gemeinsam zu wiederholen und darüber hinaus in die Tiefe zu gehen.[128] Durch den Austausch untereinander werden auch soziale und kommunikative Kompetenzen gefördert. Die Lerninsel bietet sowohl eine Chance, an der Lernkompetenz und Gruppendynamik zu arbeiten, als auch den Zusammenhalt eines Kurses positiv zu beeinflussen. Mit der Lerninsel kann bspw. das Thema „Verhalten bei akuter Atemnot eines Patienten" in der Kardiologie bearbeitet werden. Die Auszubildenden können anatomisches, physio- und pathophysiologisches Wissen wiederholen und reflektieren, in welchem Zusammenhang die Symptome mit den typischen kardiologischen Krankheitsbildern stehen und welche Handlungsmöglichkeiten angezeigt sind. Die Wissensheterogenität der teilnehmenden Auszubildenden bei der Lerninsel wird hier als Vorteil gesehen, da das Lernen mit und von anderen Auszubildenden motivierend wirkt.

---

125 Keller, 2022, S. 44
126 Ristau, 2020, S. 24
127 Ristau, 2020, S. 24
128 Ristau, 2020, S. 24

Die **Schulstation** ist deutlich komplexer in der Durchführung als die Lerninsel, da die Auszubildenden hierbei für alle Aufgaben und Prozesse, die im Arbeitsalltag anfallen, die Verantwortung übernehmen und selbstständig handeln sollen.[129] Bei dieser Methode übernimmt eine Gruppe von Auszubildenden eine ausgewählte Station und steigt in die Rolle der examinierten Pflegekräfte. Das Pflegefachpersonal und die Praxisanleitenden fungieren hierbei als Lernbegleiterinnen und treten in den Hintergrund.[130] Sie stehen zu jeder Zeit für Fragen und Hilfestellungen zur Verfügung und können eingreifen, um die Patientensicherheit zu gewährleisten.

Da in Kapitel 3.1 bereits die Definition des Synonyms Ausbildungsstation dargelegt wurde und die Bedeutung und Ausgestaltung im weiteren Verlauf dieser Arbeit noch genauer beleuchtet wird, ist die Methode der Schulstation an dieser Stelle nur kurz der Vollständigkeit halber genannt.

Weitere Lehrmethoden, die sich in der Praxis anbieten, um Handlungskompetenz zu fördern, sind u. a.:

- Praxisorientierte Projektarbeiten
- Lernen in Skills Lab und Simulationen
- Rollenspiele
- Zukunftswerkstatt
- Fallmethode/ Fallstudie
- kollegiale Fallberatung
- Lernen mit gezielten Praxisaufgaben
- Erstellen eigener Podcasts und Tutorials (z. B. zu den hausinternen Pflegestandards)
- Peer-teaching
- kognitive Apprenticeship
- OSCE-Methode

Nachdem in diesem Kapitel verschiedene Methoden der Theorie und Praxis beschrieben wurden, die zur Erweiterung der Handlungskompetenz führen, werden in Kapitel vier drei Konzepte bereits etablierter Ausbildungsstationen vergleichend miteinander betrachtet.

---

129 Ristau, 2020, S. 24
130 Ristau, 2020, S. 24

4 Vergleichende Betrachtung der Konzepte etablierter Ausbildungsstationen

Die vergleichende Betrachtung beginnt mit dem Konzept der Charité, weil dieses, wie bereits beschrieben, das Konzept war, welches die Autorinnen als erstes kennengelernt haben und welches letztendlich auch den Anstoß zur eigenen Konzeptentwicklung brachte.

Die Heidelberger Ausbildungsstation (HIPSTA) wird als zweites verglichen, da sie für die Autorinnen große Relevanz hat. HIPSTA ist die erste interprofessionelle Ausbildungsstation Deutschlands und weist damit in diesem Bereich die meiste Praxiserfahrung auf. Neben Heidelberg sind interprofessionelle Ausbildungsstationen noch in Nürnberg, Regensburg, Bonn, Mannheim, Freiburg, München und Bremen etabliert und gelten aufgrund ihrer Funktionalität und dem enormen Lernzuwachs aller Beteiligten als Modell der Zukunft.[131] Das dritte Konzept wird von der ATEGRIS Fachschule für Gesundheitsberufe in Mülheim an der Ruhr zur Verfügung gestellt. Den Autorinnen ist es wichtig, ein Konzept aus dem gleichen Bundesland zu betrachten, da sowohl das Curriculum als auch die PflAPrV identisch sind. Des Weiteren ist eine Hospitation durch die räumliche Nähe unproblematisch umzusetzen.

Im Hinblick auf die Betrachtung wurden folgende Aspekte von den Autorinnen ausgewählt, da sie diese als zentrale Bestandteile einer Ausbildungsstation sehen:

---

131 CNE, 2021, S. 11

- Name des Konzeptes / Projektes
- Lehrkonzept
- Ziele
- Anzahl der Auszubildenden
- Ausbildungsart
- Ausbildungsjahr
- Zeitraum
- Patientenanzahl
- Begleitung durch Praxisanleiterinnen, Lehrerinnen
- Etablierung (Vorbereitung, Durchführung)
- verwendete Materialien
- Evaluation

Die Evaluation am Ende hat eine Erkenntnisfunktion nach innen und nach außen.[132] Abläufe können kontrolliert und ggf. neu entschieden und ausgerichtet werden.

4.1 Charité Berlin

Der Anstoß zur Etablierung einer Schulstation kam bereits im Jahr 1996 mit der Jugend- und Auszubildendenvertretung der Charité. Nach intensiver Vorbereitung wurde die Schulstation schließlich 1997 im Rahmen eines Projektes durchgeführt.

Die Zeit von der Konzeptionalisierung bis zur Umsetzung betrug zehn Monate. Zu Beginn wurde die Schulstation im Fachbereich der Allgemeinchirurgie etabliert. Mittlerweile wurde dieses anfängliche Projekt auf nunmehr fünf Stationen ausgeweitet und wird jedes Jahr regelmäßig für alle fünf bestehenden Kurse angeboten. Zu den Fachabteilungen gehören eine Neurologie, eine Chirurgie, eine Nephrologie, eine Hämatologie sowie eine Station der Kinderklinik. Die Inhalte ergeben sich aus dem jeweiligen Fachgebiet.

Bei der Begutachtung des *Lehrkonzeptes* der Charité Berlin wird deutlich, dass das Lernen in realen beruflichen Situationen im Vordergrund

---

132 Bildungsforschung, 2022, o. S.

steht, wobei das Ausbildungskonzept den Pflegeprozess in den Mittelpunkt stellt.

Die Kooperation zwischen Schule und Praxis ermöglicht das Erreichen der Ausbildungsziele.

Die Pflegeschule übernimmt hierbei folgende Aufgaben:

- theoretische Kompetenzentwicklung als Basis für die zukünfti-
ge berufliche Tätigkeit
- Förderung von Lernprozessen und Erkennen von Zusammen-
hängen
- Erwerb berufspolitischer und rechtlicher Zusammenhänge
- ermöglicht Freiräume zur Reflexion der Praxis

Aufgaben der Praxis innerhalb der Lernkooperation sind:

- Zusammenhänge in der Pflege und Gesundheit zu erkennen und
Probleme zu bearbeiten
- motivierender Lernort sein mit hohen Anwendungsmöglichkeiten
- Lernenden zu ermöglichen, alle Kompetenzbereiche zu bearbei-
ten und Theorie-Praxisverbindung zu begreifen
- Praxis wird zum beispielhaften Ort des Lernens

Lernen auf der Ausbildungsstation der Charité Berlin erfolgt mit der Projektmethode unter Berücksichtigung von Handlungs- und Situationsorientierung. Auszubildende werden gefordert, Verantwortung zu übernehmen und ihre Kompetenzen einzusetzen, um im Team die gesetzten
Ziele zu erreichen.

Die *Zielsetzung* wird „kontinuierlich an die Bestimmungen der Berufsgesetze, an curriculare Vorgaben und an aktuelle Entwicklungen im Ausbildungsbereich Pflege angepasst".[133] Zu den anzustrebenden Zielen gehören:

---

133 Ertl-Schmuck, 2013, S. 3

- Theorie-Praxis-Vernetzung im Sinne der Lernortkooperation
- Förderung reflexiver Lernprozesse
- Selbstständigkeit der Lernenden und Verantwortungsübernahme bei der Pflege der Patienten und der Begleitung von Angehörigen
- eigenverantwortliche und selbstständige Organisation der Stationsabläufe durch die Auszubildenden
- Zusammenarbeit im Team und konstruktive Lösungen von Konflikten
- Kommunikation und Kooperation mit anderen Berufsgruppen

Die Schulstation wird für ca. 20–25 Lehrende im Bereich der Pflege im dritten Ausbildungsjahr durchgeführt. Diese arbeiten im Drei-Schicht-Modell von montags bis sonntags. Die folgende Abbildung veranschaulicht die Vorgaben der Personalbesetzung innerhalb der Woche sowie an den Wochenenden.

Vorgaben für Montag–Freitag		fürs Wochenende
Frühdienst:	mind. 5 – max. 7 Auszubildende	mind. 4 – max. 6
Spätdienst:	mind. 4 – max. 5 Auszubildende	mind. 4 – max. 5
Nachtdienst:	mind. 3 – max. 4 Auszubildende	mind. 3 – max. 4

	Sa	So	x	x	x	x	x	Sa	So	x	x	x	x	x	Sa	So	x	x	x	x	x	Sa	So	x	x	x	x	x
Name																												
(Max.25)																												
Anzahl FD	5	5	6	6	6	6	6	5	5	6	6	6	6	6	5	5	6	6	6	6	6	5	5	6	6	6	6	6
Anzahl SD	4	4	5	5	5	5	5	4	4	5	5	5	5	5	4	4	5	5	5	5	5	4	4	5	5	5	5	5
Anzahl ND	3	3	3	3	3	3	3	3	3	3	3	3	3	3	3	3	3	3	3	3	3	3	3	3	3	3	3	3

Abb. 7: Dienstplan für den Kurs[134]

Betreut werden pro Schulstation jeweils ca. 30 Patientinnen über einen Zeitraum von vier bis fünf Wochen. Die Umsetzung erfolgt in oben genannten Fachabteilungen einmal jährlich. In vorherigen Umsetzungen waren auch noch vier bis sechs Medizinstudentinnen im Rahmen ihrer Famu-

---

134 Ertl-Schmuck, 2013, o. S.

latur beteiligt, die wechselweise im Bereich der Pflege und des ärztlichen Bereiches tätig waren. Die Umsetzung musste jedoch leider wieder eingestellt werden, da die Koordination passender Zeiträume zwischen der Ausbildung und den Semesterferien nicht zu bewerkstelligen war.

Die Projektverantwortung übernehmen insgesamt fünf Lehrende, eine Lehrende pro Fachabteilung, in Zusammenarbeit mit den hauptamtlichen Praxisanleiterinnen.

Es wird mit der stationsüblichen Personalbesetzung gearbeitet, lediglich im Rahmen der ersten Woche werden mehr Mitarbeiter zur Praxisanleitung der Auszubildenden geplant. Die Pflegenden haben zu Beginn der Schulstation eine Anleitungs-, im weiteren Verlauf eine Kontrollfunktion.

Die Projektverantwortlichen treffen sich sechs Monate vor Umsetzung zur Besprechung. Vier Monate vor Einsatzbeginn beginnt dann die gemeinsame *Planungsphase* mit Auszubildenden, Praxisanleiterinnen, einigen Pflegenden der jeweiligen Station, der Kursleitung und der Projektleitung. Die genannten Beteiligten gehören zur Arbeitsgruppe (AG) „Schulstation". Im Rahmen dieser AG können alle Beteiligten ihre Vorstellungen, Wünsche und Interessen vorbringen. Hieraus ergeben sich verbindliche Arbeitsvereinbarungen sowie Definitionen zu erledigenden Aufgaben. Diese werden wiederum auf kleinere AGs, wie z. B. die Dienstplan AG verteilt. Ca. vier Auszubildende lernen, worauf es bei der Dienstplangestaltung ankommt, was einen Dienstplan von einem Wunschplan unterscheidet und sind am Ende für die Erstellung des Dienstplanes, mit etwas Unterstützung, weitgehend selbstständig verantwortlich. Weitere AGs variieren je nach Fachgebiet, mögliche Inhalte sind unter anderem die Gestaltung eines Patienteninformationsblattes, eine Fotowand mit Zimmereinteilung, Reanimationsübungen und andere.

Kurz vor Beginn der Umsetzung der Schulstation findet eine *Unterrichts- und Einarbeitungswoche* statt. Diese bereitet die Auszubildenden theoretisch und praktisch auf den Stationseinsatz vor. Der Unterricht wird von sowohl von Lehrenden des Ausbildungsbereiches Pflege, Praxisanleiterinnen, als auch von anderen Berufsgruppen wie Ärztinnen, Physiotherapeutinnen etc. oder von Experten zu speziellen pflegerelevanten Themen gehalten. Angaben zu Zahlen der Lehrenden werden nicht gemacht. Auch Pflegende der Station und Auszubildende sind aktiv an der Gestaltung des Unterrichtes mitbeteiligt. Die LE sollen die Auszubildenden systematisch auf die Fachabteilungen vorbereiten. Nun erfolgt die *Einarbeitung auf der Station*. Praxisanleiterinnen und Pflegende stellen den Auszubildenden zunächst die Patienten vor und weisen sie in die jeweiligen Arbeitsabläufe ein. Die Anleitung erfolgt entsprechend den individuellen Fähigkeiten der Auszubildenden. Erst nach ein paar Tagen ziehen sich die Pflegenden aus der Anleitung zurück und übergeben die Verantwortung an die Auszubildenden. Die besondere Kunst hierbei ist es, einerseits die Selbstständigkeit und Eigenverantwortung der Auszubildenden zu fördern, andererseits allerdings auch die Patientensicherheit zu gewährleisten, da diese oberste Priorität hat. Die Kursleitung und die Projektleitung übernehmen während der *Durchführungsphase* organisatorische Aufgaben, wie die Planung und die Begleitung ergänzender Lernangebote. Sie organisieren Fortbildungen zur Vertiefung aktueller Themen, sind Ansprechpartnerinnen bei Konflikten und ermöglichen Reflexionen und Feedback. Die Ermittlung der Qualität erfolgt durch Pflegevisiten, Patientenbefragungen und wöchentlich stattfindende Teamsitzungen. Am Ende der Durchführungsphase erfolgt eine schriftliche und mündliche Evaluation durch alle Beteiligten.

Im vorliegenden Konzept der Charité Berlin sind keine Angaben zu finden, welche *Materialien* oder Geräte im Vorfeld beschafft werden mussten, um eine gut organisierte Ausbildungsstation zu konzipieren. Auch die Frage nach finanzieller Förderung oder der zur Verfügung stehenden Geldmittel bleibt unbeantwortet.

Die *Auswertung* des Projektes wird aus den verschiedenen Sichtweisen der Teilnehmenden betrachtet. Auszubildende, Studentinnen, Praxisanleiterinnen, Lehrende und Patienten sehen die Ergebnisse als erfolgreich und mit hohem Lernzuwachs an. Lernortkooperation gelingt nur bei gleichwertiger Beteiligung von Theorie und Praxis, Akzeptanz der Lernorte, enger Zusammenarbeit und offener Kommunikation. Auch die Akzeptanz der unterschiedlichen Rollen und Aufgabenverteilung sowie dass alle Teilnehmenden dasselbe Ziel verfolgen, hat für das Erreichen der Ziele hohe Priorität. Die kontinuierliche Anleitung wird als sehr wertvoll und hilfreich empfunden, auch wenn die Auszubildenden das

Vorhaben als anstrengende Herausforderung betrachten, der sie mit großem Respekt gegenübertreten. Die Lernenden erfahren bei diesem Projekt, wie Teamarbeit und persönliche Weiterentwicklung sowie Kritikfähigkeit und die Stärkung des Selbstbewusstseins gefördert werden. Sie schätzen ihre Leistungen so ein, dass Patientinnen versorgt und Routinearbeiten erledigt waren.

Am Ende des Projekts fühlen sich die Lernenden als Pflegekraft von allen fast immer akzeptiert und besser auf den Stationsalltag vorbereitet. Dies ist allerdings kritisch zu betrachten, da es sich bei den Auszubildenden nicht um Pflegende mit einem anerkannten Staatsexamen handelt.

4.2 Heidelberger interprofessionelle Ausbildungsstation (HIPSTA)

„Interprofessionelle Ausbildungsstationen (IPSTAs) sind Ausbildungseinheiten innerhalb einer Station, in denen Medizinstudierende im praktischen Jahr gemeinsam mit Auszubildenden verschiedener Gesundheitsfachberufe (zum Beispiel Pflege, Physiotherapie oder Studierende der Pharmazie) **eigenständig** die Patientenbetreuung und das Stationsmanagement der Patientinnen im interprofessionellen Team übernehmen".[135]

Die Idee zur Gründung einer interprofessionellen Ausbildungsstation im Universitätsklinikum Heidelberg kam 2016 von Medizinstudentinnen, die diese Art von Lernen im Rahmen ihrer Erasmus-Einsätze, u. a. in Schweden, kennen gelernt hatten und von der Arbeit begeistert waren.[136] Die Umsetzung erfolgte bereits kurze Zeit später im April 2017 und war die erste in Deutschland. Eine Anschubfinanzierung erhielt das Projekt durch die Robert-Bosch-Stiftung „Operation Team – Interprofessionelles Lernen in den Gesundheitsberufen".[137] Interprofessionelle Ausbildungsstationen gehören in der Klassifikation interprofessioneller Lernarrangements zum Typ sechs *Praxisbasiertes Lernen*, also zu den anspruchsvollsten Lernformaten. Dieser Typ beinhaltet praktische interprofessionelle

---

135 Bundesvertretung der Medizinstudierenden e. V., 2022, o. S.
136 CNE, 2021, S. 10
137 Robert-Bosch-Stiftung, 2022, o. S.

Übungen in einem realitätsnahen späteren Arbeitsumfeld. Das Konzept beruht auf einem Peer-teaching. Dies bedeutet, dass sich Lernende in Lern-Lehr-Situationen gegenseitig unterstützen. Lernende nehmen dabei die Rolle der Lehrenden ein. Sie können bereits vorhandenes Wissen und Können auffrischen und vertiefen sowie vorbehaltlos Fragen stellen und Fehler machen, ohne eine Bewertung durch ihre Vorgesetzten befürchten zu müssen. Z. B. instruieren Auszubildende der Gesundheitsberufe Medizinstudierende beim Legen eines Blasenkatheters, oder Medizinstudierende erläutern Pflegeschülern die Bedeutung von Kreuzallergien bei der antibiotischen Therapie.

IPSTAs ermöglichen auf diese Weise ein erfolgreiches Lernen von interprofessionellem (IP) Wissen. Die IP Lehrinterventionen können in vielen klinischen Fächern etabliert werden. Zur Umsetzung gehören sowohl interprofessionelle, als auch fachspezifische bzw. monoprofessionelle Elemente. Zu den IP-Elementen zählen u. a. die Übergabe vom Nachtdienst, die Visiten, der IP-Behandlungsplan, die IP- Aufnahme/ Entlassung, die Mobilisierung, die Einhaltung der Hygiene, das Ernährungsmanagement, die Wundversorgung sowie gemeinsame Besprechungen und Fortbildungen. Fachspezifische/monoprofessionelle Elemente stellen OP-Fahrten, die pflegerische Versorgung der Patienten, das Richten der Medikation, die Essensversorgung, das Erstellen von Arztbriefen und Befunden, die anzufallenden Untersuchungen mit jeweiliger Indikationsbesprechung dar.

Die aus der Etablierung einer interprofessionellen Ausbildungsstation resultierenden Ziele können vielfältiger nicht sein.

Zu den anzustrebenden Zielen gehören:

- die Patientin in den Fokus der interprofessionellen Arbeit rücken
- Stärkung der Sozialkompetenz durch strukturelle Förderung der interprofessionellen Zusammenarbeit von Auszubildenden aller beteiligter Berufsgruppen
- Stärkung der kommunikativen Kompetenz durch spezifisches Visiten-Training im interprofessionellen Kontext
- Stärkung der fachlichen Kompetenzen durch fachspezifischen Input

- Festigung des bestehenden Wissens durch praktische Anwendung: Theorie-Praxis Transfer
- Stärkung der Personalkompetenz durch eigenverantwortliches Arbeiten
- Klarheit über den Beitrag der eigenen Berufsgruppe zur Patientenbehandlung sowie über den Beitrag als Partnerin im therapeutischen Team
- Erkennen von möglichen Kompetenz-Überschneidungen, gemeinsamen Aufgabengebieten und Ergänzungsmöglichkeiten
- Üben von Feedback und Kritik durch regelmäßige Spiegel-Gespräche
- Wahrnehmen der Prozesshaftigkeit medizinischer pflegerischer sowie physiotherapeutischer Behandlungen

Weitere Ziele, angelehnt an die Lernziele der Karolinska IPSTA in Schweden, sind:

- zusammen im Team Bedürfnisse der Patientinnen, unter Berücksichtigung ethischer Gesichtspunkte, zu erfassen und zu erfüllen und einen Behandlungs-, Pflege- und Rehabilitationsplan auszuarbeiten
- die Auszubildenden sind in der Lage, ihre Fähigkeiten und die anderer Mitarbeiterinnen zum Wohle der Patientensicherheit zu reflektieren
- konstruktive Kommunikation und Zusammenarbeit mit Patientinnen, Angehörigen und anderen Mitarbeiterinnen des Gesundheitssystems

Die IP-Ausbildungsstation wird für vier Auszubildende der GuK im dritten Ausbildungsjahr sowie für vier Medizinstudentinnen im praktischen Jahr (PJ) durchgeführt. Seit August 2019 sind auch vier Auszubildende der Physiotherapie integriert. Betreut werden, auf vier Zimmer verteilt, acht Patientinnen über einen Zeitraum von in der Regel vier Wochen. Die Durchführung der IP-Ausbildungsstation findet ganzjährig statt, sodass nach den absolvierten vier Wochen jeweils eine weitere Kohorte startet.

Die Umsetzung erfolgt auf einer viszeral chirurgischen Abteilung. Die Teilnehmer arbeiten im Früh- und Spätdienst. Es erfolgen weder Nachtdienste, noch Wochenend- oder Feiertagsdienste. Diese werden komplett vom Stationsteam übernommen.

Die Projektleitung wird von einem Kernteam übernommen. Dieses setzt sich aus der Klinikumsleitung und Klinikleitung der Universitätsklinik Heidelberg, der Akademie für Pflegeberufe Heidelberg, der medizinischen Fakultät Heidelberg, der Abteilung Allgemeinmedizin und Versorgungsforschung, der Uniklinik Heidelberg und Auszubildenden der Pflege und Physiotherapie sowie Medizinstudentinnen zusammen. Der Personalrat sowie die JAV sind ebenfalls in die Thematik miteinbezogen. Eingesetzte Praxisanleiterinnen werden von der Praxisanleiterin zur Lernbegleiterin. Sie sind sowohl im Frühdienst als auch im Spätdienst tätig und nehmen folgende Rollen ein: Sie fungieren als Lehr- und Umgebungsgestalterin, d. h. sie sind bei manifesten Defiziten immer auch Skills-Trainerin, können selbstgesteuertes Lernen erklären und dessen Umsetzung fördern und regen die Lernenden zur Eigenreflexion und zum Austausch miteinander an. Des Weiteren sind sie Motivatorin, Kommunikationsförderin, Beobachterin, Vorbild, Bewerterin und auch Diversitätsmanagerin. In dieser Rolle sind sie für die Vermeidung von „Kolonisierung" zuständig und halten die Balance zwischen den unterschiedlichen Professionen. Auch sind sie Patientenfürsprecher und Führungspersonen. Sie übernehmen als sogenannte Team Builder Verantwortung für das gemeinsame Erreichen der Lernziele, erkennen Grenzen und greifen in Situationen, in denen das Patientenwohl gefährdet wird, ein. Als Dependance zu den Lernbegleiterinnen der Pflege sind die medizinischen Lernbegleiterinnen zu sehen. Sie sind während und nach der Visite sowie bei den täglichen Übergabe- und Spiegelgesprächen anwesend. Die täglichen Spiegelgespräche finden berufsübergreifend statt und dienen der Äußerung und Annahme von konstruktivem Feedback.

Den Anfang der vierwöchigen Umsetzung bildet ein Einführungstag, welcher von den Lernbegleiterinnen der Pflege durchgeführt wird. Dieser beginnt am Morgen mit einer gemeinsamen Übergabe durch die Pflegefachfrau des Nachtdienstes. Um die Patientensicherheit gewährleisten zu können, wird eine Hygieneeinweisung, eine Einweisung in die Dokumentation, das Patientenrufsystem und eine Geräteeinweisung absolviert. Ebenfalls findet eine Basic life support-Schulung statt. Für einen respektvollen Umgang miteinander erfolgt die Erstellung von Kommunikations- und Feedbackregeln. Im Verlauf des Tages lernen die Beteiligten, welche Informationen über die Patienten vor der Visite benannt werden müssen.

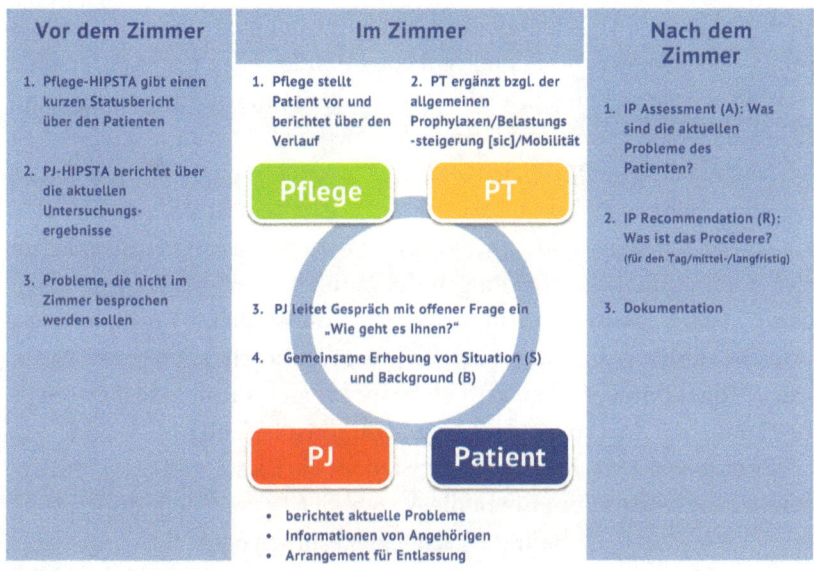

Abb. 8: Interprofessionelle Visite[138]

Den Abschluss des Tages bildet ein Fotoshooting. Die Bilder der Beteiligten werden über den Zeitraum der Umsetzung auf der Station ausgestellt, sodass sich Patienten und Angehörige ein Bild von den Mitarbeitern machen können.

Als benötigte *Materialien* wird als erstes ein gemeinsames Büro genannt. Auf Größe und Lage wird nicht näher eingegangen. Zur EDV-Ausstattung gehört für jede Mitarbeiterin ein eigener Rechner sowie die notwendigen Zugriffsrechte. Des Weiteren erhält jede Mitarbeiterin ein eigenes Telefon. Aussagen über weitere benötigte oder zur Verfügung gestellte Materialien werden nicht getroffen. Im Rahmen der *Auswertung* werden folgende Aspekte festgestellt:

---

138 Trierweiler-Hauke, 2021, o. S.

Die Etablierung der interprofessionellen Ausbildungsstation stärkt zum Einen das berufliche Selbstverständnis. Zum Anderen sind die Pflegekolleginnen noch sicherer im Umgang mit den anderen Berufsgruppen geworden, was ebenfalls zu einem besseren Verständnis und einer klareren Kommunikation miteinander geführt hat. Unsicherheiten und Ängste werden bewusster wahrgenommen. Einen weiteren wichtigen Aspekt stellt das Lernen voneinander dar. Medizinstudenten sind z. B. der Meinung, dass Pflegeauszubildende gut von ihren Lernbegleitern unterstützt werden. Sie wünschen sich auch regelmäßige Standortbestimmungs- und Reflexionsgespräche. Auszubildende der Pflege und Physiotherapie erleben, wie viel Arbeit eine PJlerin hat und Medizinstudenten im PJ finden, dass die Auszubildenden der Pflege und der Physiotherapie über eine Vielfalt an Wissen verfügen und enorme Arbeit leisten. Diese Vorteile spiegeln sich auch in den Rückmeldungen der Patientinnen wider. Diese sehen nämlich einen großen Benefit in der interprofessionellen Ausbildungsstation. Sie fühlen sich sehr gut betreut, Fragen werden laut eigenen Aussagen adäquat und vor allem zeitnah beantwortet und auch die personelle Betreuung wird als so gut wie nirgendwo sonst befunden.

Ebenso werden Chancen für die Station, die Klinik und das Klinikum gesehen. So wurde zum Einen die Anzahl der Praxisanleiterinnen stark erhöht, ein Curriculum für die Lernbegleiterinnen entwickelt und es gibt seit der Etablierung viel Austausch mit anderen Kliniken. Teilnehmende Mitarbeiterinnen halten Vorträge in anderen Kliniken oder auch auf Kongressen. Zum Anderen wurden Übergaben perfektioniert und die Dokumentation aussagekräftiger gestaltet. Es erfolgte eine Reorganisation der Visite durch die Beteiligung der Bereiche Medizin, Pflege, Physiotherapie und Patient. Auf diesem Wege findet eine gemeinsame Festlegung der medizinischen und pflegerischen Ziele und die Vorplanung von notwendigen Untersuchungen statt, was für deutlich mehr Transparenz und Akzeptanz sorgt.

Im Oktober 2021 befindet sich die mittlerweile 42. Gruppe in der Umsetzung. Insgesamt 168 Auszubildende der Pflege, 168 Medizinstudentinnen im PJ und 47 Auszubildende der Physiotherapie waren Teil der interprofessionellen Ausbildungsstation. Bislang haben über 30 nationale und internationale Hospitationsgruppen HIPSTA besucht, um das Projekt und die Arbeit kennen zu lernen und mit den Teilnehmern in Diskussion treten zu können.

4.3 Ategris Fachschule für Gesundheitsberufe

Die Ategris Fachschule für Gesundheitsberufe erachtet es als unabdingbar, dass Auszubildende der Gesundheits- und Krankenpflege und der Gesundheits- und Kinderkrankenpflege im Rahmen ihrer Ausbildung nicht nur Fachwissen, sondern auch Schlüsselqualifikationen erwerben. Nur auf diese Weise sind Pflegende den Anforderungen des Pflegealltags gewachsen. Unter dieser Prämisse wurde das Projekt „Schüler leiten eine Station" ins Leben gerufen. Der Projektbeschreibung ist nicht zu entnehmen, wann dieses Projekt gestartet ist, in einem Gespräch zwischen Frau Wöbeking und der Schulleitung der Ategris Fachschule, erzählte diese, dass das Projekt 2009 ins Leben gerufen wurde.

Durch dieses Lehrkonzept wird deutlich, dass auch hierbei das Lernen in realen beruflichen Situationen im Vordergrund steht. Einen wichtigen Aspekt stellt die Kooperation zwischen Schule und Betrieb dar.

Eben diese Kooperation ermöglicht auch laut diesem Konzept das Erreichen der Ausbildungsziele.

Zu den anzustrebenden Zielen gehören:

• Förderung des selbstständigen, eigenverantwortlichen Lernens
• Entwicklung von Lösungsstrategien
• Vorantreiben der Verbindung der Lernorte Schule und Betrieb

Das Konzept ist sehr ausführlich beschrieben und gliedert sich in die theoretische Vorbereitung und die praktische Durchführung. Bevor die Schülerinnen in die praktische Umsetzung starten, werden sie in zwei Theorieblöcken auf die Schülerstation vorbereitet, deren Lerninhalte sich nach den curricularen Vorgaben richten. U.a. sind folgende LE Teil der Theorieblöcke:

- I.18 Beim Schock handeln (Aspekt Reanimation, theoretisch & praktisch)
- I.21 & 22 Gespräche mit Pflegebedürftigen, Angehörigen & Kollegen, Vorgesetzten führen
- I.25 & 26 Pflege nach einem System organisieren & nach einem Standard planen
- I.28 Besprechungen und Visiten durchführen
- I.38 sterbende Menschen pflegen

Ergänzt werden diese durch die LE der Differenzierungsphase, bspw. IV.3 Pflege von Patienten mit Störungen des Herzens und des Kreislaufs und in der GuKi die LE IV.1 Pflege von Früh- und Neugeborenen.

Innerhalb des ersten Theorieblockes findet ein erster Austausch zwischen den am Projekt Beteiligten statt. Eine Grundlage bildet die Erwartungshaltung der Schülerinnen, sie dürfen hierbei auch ihre Ängste benennen. Dies geschieht mittels einer Kartenabfrage.

Innerhalb des ersten Treffens werden auch Teamzusammensetzungen herausgearbeitet. Innerhalb jeder durchgeführten Schulstation werden fünf Teams gebildet. Das Team *Leitung* besteht in der GuK aus drei, in der GuKi aus zwei Schülerinnen. Die Leitungsaufgaben werden innerhalb der Woche im Frühdienst wahrgenommen und enthalten u. a. Aufgaben wie die Gestaltung des Dienstplanes oder das Erstellen eines Bilderrahmens mit Fotos der am Projekt beteiligten Schülerinnen. Um einen detaillierten Einblick in den Aufgabenbereich einer Stationsleitung zu bekommen, können die Schülerinnen bei einer Leitung hospitieren. Das Team *Ablauf* recherchiert die Ablauforganisation der Station und die anfallenden Aufgaben. Ein weiteres Team bildet das Team *Info*, welches sich mit der Unternehmenskommunikation in Verbindung setzt, Informationsblätter erstellt und sich um die Auswertung der Patientenfragebögen kümmert. Die beiden restlichen Teams heißen *Hygiene* und *Krankheitsbilder*. Während sich das Team Hygiene mit den geltenden Hygienestandards auseinandersetzt und die Funktion des Hygienebeauftragten der Station einnehmen, ist das Team Krankheitsbilder, bestehend aus allen Schülerinnen, für die Erstellung der stationstypischen Krankheitsbilder verantwortlich. Diese werden nach Prüfung, zusammen mit den Telefonnummern der Schülerinnen und pflegerelevanten Interventionen in einem Stationsordner zusammengefasst.

Der zweite Theorieblock beinhaltet neben der Vermittlung der theoretischen Inhalte auch die Durchführung eines Pflegeparcours, in welchem die Schülerinnen pflegerelevante stationsspezifische Interventionen wiederholen sollen. Des Weiteren werden reale Pflegesituationen in den Fokus genommen, sodass die Schüler ihr Bewusstsein hinsichtlich der Komplexität der pflegerischen Arbeit schärfen.

Die Durchführung beginnt freitags im Spätdienst. Zunächst wird eine ausführliche Übergabe abgehalten, damit sich die Schülerinnen ein realistisches Bild der Patienten und deren Erkrankungen machen können. Zur Seite gestellt wird ihnen qualifiziertes Fachpersonal. Pro Schicht sind jeweils zwei examinierte Pflegende oder Praxisanleiterinnen und die Stationsleitung oder deren Stellvertretung vor Ort. Sie stellen eine adäquate Patientenbetreuung sicher. Die involvierte Lehrkraft ist an geplanten Praxistagen aktiv ins Geschehen miteinbezogen, die Anzahl dieser Tage wird nicht benannt. Die Durchführung endet mit einer ausführlichen Übergabe der Schülerinnen an den Spätdienst.

Die Schulstation wird für eine Schülergruppe von ca. 15–20 Krankenpflegeschülerinnen und Kinderkrankenpflegeschülerinnen zum Ende der ersten Hälfte des dritten Ausbildungsjahres durchgeführt. Zeitraum sind immer die Monate Februar und März, die Dauer des Projektes beträgt drei Wochen. Die Schülerinnen übernehmen, je nach Anzahl, entweder eine gesamte oder einen Teil einer Station im Evangelischen Krankenhaus Oberhausen bzw. im Evangelischen Krankenhaus Mühlheim. Eine Angabe über die Anzahl an Patientinnen einer vollbelegten Station wird nicht getroffen. In der GuK arbeiten sie im 2-Schicht-Modell von freitags bis freitags, in der GuKi wird hingegen im 3-Schicht-Modell gearbeitet, was bedeutet, dass die Schülerinnen auch vereinzelt Nachtdienste übernehmen. Projektstart ist, wie bereits erwähnt, der Spätdienst am Freitag, wobei dies je nach Station abweichen kann. Über die Fachabteilung der Schulstation wird keine Aussage getroffen.

Begleitet wird das gesamte Projekt von den Lehrenden, diese Aufgabe übernimmt i. d. R. die jeweilige Kursleitung. Examinierte Pflegende in

Form der Stationsleitungen und Praxisanleiterinnen stehen in begleitender und beratender Form zur Seite.

In der vorliegenden Projektbeschreibung der Ategris Fachschule für Gesundheitsberufe sind, wie bereits bei der Charité, keine Angaben zu finden, welche *Materialien* oder Geräte im Vorfeld beschafft werden mussten, um eine gut organisierte Schulstation zu konzipieren. Die Frage nach finanzieller Förderung oder der zur Verfügung stehenden Geldmittel bleibt hierbei ebenfalls unbeantwortet.

Eine direkte Auswertung des Projektes erfolgt immer am Freitag der dritten Projektwoche. Für eventuelle Rückfragen stehen die Schülerinnen der jeweiligen Station zur Verfügung. In der GuKi wird das Projekt zusätzlich noch mit den beteiligen Ärztinnen reflektiert.

Eine detailliertere Evaluation findet am nächsten Werktag im Bildungsinstitut statt. Teilnehmer sind die Schülerinnen, die begleitende Lehrperson, die zentralen PA, ein Vertreter der dezentralen PA und ggf. die Stationsleitung. Es wird mit einem gemeinsamen Frühstück gestartet, bevor es anschließend in die eigentliche Evaluation geht. Diese wird strukturiert beschrieben und beinhaltet Aspekte des Starts, der Planung, der Durchführung, der Ergebnisse und der Verbesserung. Die Schülerinnen sollen zunächst reflektieren, welche Gedanken sie vor dem Projekt hatten, hierbei sollen sowohl die positiven wie auch die negativen benannt werden. Die Evaluation der Planung wird differenziert nach Gruppen, Schülerinnen – Schule – Praxis, durchgeführt und beinhaltet die positiven und negativen Aspekte in der Planung. Innerhalb der Durchführung geht es um die Evaluation der Arbeit während des Projektes. Ein Augenmerk wird hierbei auf die Eigen- und Fremdeinschätzung in Bezug auf die Fachkompetenz gelegt. Die Begleitung durch die PA und die Lehrerinnen wird ebenfalls bewertet, wobei beide Gruppen jeweils auch ihre eigene Einschätzung zu den Schülerinnen abgeben. Weitere Aspekte sind der Eingang auf Patientinnenbedürfnisse, die Mitsprachemöglichkeiten der Schülerinnen und die Einschätzung des Ablaufes und der Organisation. Als Abschluss wird im Ergebnis reflektiert, welche Lernerfahrungen mitgenommen, oder auch dagelassen werden und welche Verbesserungsmöglichkeiten sich nach eingehender Evaluation festhalten lassen.

Je nach Gruppe und Gruppengröße erfolgt die Ausarbeitung einzelner Aspekte in Kleingruppen.

In der Projektbeschreibung der Ategris Fachschule für Gesundheitsberufe sind keine durchgeführten Evaluationen aufgeführt.

4.4 Zwischenfazit

Im hier anschließenden Zwischenfazit arbeiten die Autorinnen zunächst einen zusammenfassenden Vergleich der drei zur Verfügung gestellten Konzepte heraus, bevor sie ihr Resümee aus der vergleichenden Betrachtung ziehen und erläutern, inwieweit die getroffenen Ergebnisse ihre eigene Konzeptionalisierung beeinflusst haben.

Zunächst einmal fällt auf, dass sich alle drei Umsetzungen bereits im Namen unterscheiden. Dies bekräftigt die Aussage in Kapitel 3.1, dass es unterschiedliche Begriffe für Ausbildungsstationen gibt. Die Charité spricht von einer Schulstation mit Lernortkooperation, bei HIPSTA wird sie interprofessionelle Ausbildungsstation und bei Ategris „Schüler leiten eine Station" benannt. Doch auch wenn jedes Konzept einen anderen Namen verwendet, lassen sich doch sehr viele Gemeinsamkeiten festhalten.

Die Etablierung der Ausbildungsstationen variiert stark. Während die Charité ihre Ausbildungsstation bereits 1997 ins Leben gerufen hat, gibt es HIPSTA „erst" seit 2017, also 20 Jahre später. Die Ategris Fachschule für Gesundheitsberufe hat ihre Umsetzung im Jahre 2009 gestartet. Bezüglich der vorhandenen Lehrkonzepte setzen die Charité und Ategris auf eine Lernortkooperation. Schule und Praxis bzw. Betrieb arbeiten zusammen, um auf diese Weise dem Auseinanderdriften von Theorie und Praxis entgegenzuwirken. Das Konzept der Charité beinhaltet diesbezüglich definierte Aufgaben der beiden Kooperationspartner. HIPSTA, als einziges der drei Konzepte gefördert von der Robert-Bosch-Stiftung, setzt auf praxisbasiertes Lernen, dem anspruchsvollsten Lernformat. Durch die Vielzahl an integrierten Berufsgruppen stellt das Peer-teaching ein weiteres wichtiges Lehrkonzept dar.

Die Ziele, auch wenn zum Teil unterschiedlich benannt, verfolgen doch die gleichen Interessen. In den Konzepten der Charité und Ategris wird das Vorantreiben der Theorie-Praxis-Verzahnung durch die Involvierung beider Bereiche angestrebt. Bei HIPSTA richten sich die meisten Ziele selbstredend an die interprofessionelle Arbeit, wie z. B. die Stärkung der interprofessionellen Zusammenarbeit. Gemeinsam ist allen der Erwerb von Fachwissen, Sozialkompetenz und kommunikativer Kompetenz wichtig, ebenso die Förderung der Selbstständigkeit und eigenverantwortlichem Handeln. Kritikfähigkeit spielt eine genauso große Rolle wie die Gabe von Feedback. Folglich steht der Erwerb von Handlungskompetenz bei allen drei Konzepten im Fokus.

Die Dauer der Umsetzung beträgt zwischen drei und fünf Wochen. Während sie bei der Charité und Ategris einmal pro Jahr durchgeführt wird, befindet sie sich bei HIPSTA in einer ganzjährigen Umsetzung. Gearbeitet wird entweder im Zwei-, oder Drei-Schicht-System und nur bei einem Konzept werden die Wochenenden und Feiertage nicht inkludiert. Bei allen dreien richten sich die Ausbildungsstationen an Auszubildende im dritten Lehrjahr der Gesundheits- und Krankenpflege und/ oder auch der GuKi. Da es sich bei HIPSTA um eine interprofessionelle Ausbildungsstation handelt, arbeiten hierbei auch Medizinstudentinnen im praktischen Jahr sowie Auszubildende der Physiotherapie. Die Charité musste die Involvierung von Medizinstudentinnen aufgrund der korrelierenden Einsatzpläne bzw. Semesterferien einstellen. Die Anzahl der Auszubildenden variiert dagegen etwas mehr. Beim Konzept der Charité sind 20–25 Auszubildende involviert, bei Ategris 15-20 Auszubildende und bei HIPSTA vier Auszubildende aus der Pflege, vier Ärztinnen im praktischen Jahr und eine nicht bekannte Anzahl an Auszubildenden der Physiotherapie. Die Zahl der zu betreuenden Patientinnen scheint auf den ersten Blick ebenfalls zu variieren, rechnet man dagegen die Anzahl der Auszubildenden dagegen fällt auf, dass eine Auszubildende i. d. R. für zwei Patientinnen zuständig ist.

Betreut werden die Auszubildenden von Lehrerinnen, Praxisanleiterinnen, Lernbegleiterinnen der Medizin und stationären Mitarbeiterinnen. Die Charité hält fest, dass in der ersten Woche mehr Mitarbeiterinnen aufgrund der nötigen Anleitung zur Verfügung stehen. Danach wird mit der stationsüblichen Besetzung gearbeitet. Über genaue Mitarbeiterzahlen wird nicht immer eine Aussage getätigt. Pro Station ist jeweils eine Lehrerin involviert, in der Regel ist dies die Klassenleitung der jeweiligen Kohorte.

Die Charité berichtet von einer ausführlichen Vorbereitungsphase. Die Projektbeteiligten treffen sich sechs Monate vor der eigentlichen Durchführung zur Besprechung der Thematik. Aufgrund der Tatsache, dass sich HIPSTA ganzjährig in der Umsetzung befindet, wird dort keine derartige Vorbereitung angesprochen. Bei Ategris fängt die Vorbereitung bereits im Unterrichtsgeschehen an. In zwei Theorieblöcken werden LE vermittelt, die auf die praktische Umsetzung vorbereiten sollen und deren Inhalte sich auch nach der jeweiligen Fachdisziplin richten. Bei der Charité werden die theoretisch relevanten Inhalte in einer Unterrichtswoche vermittelt. Charité und Ategris setzen auf die Bildung von AGs bzw. Teams, denen die Auszubildenden zugeteilt werden, um ihre Stärken gezielt einsetzen zu können. So kümmern sie sich bspw. um die Erstellung der Dienstpläne oder um die Etablierung von Fortbildungen im geplanten Zeitraum. Der Einführungstag beginnt in allen drei Konzepten mit einer ausführlichen Übergabe, bevor es an die Patientinnenbetreuung geht. Gerade in dieser Phase ist es wichtig, die Auszubildenden nicht nur zu begleiten, sondern auch anzuleiten. Erst im Laufe der nächsten Tage ziehen sich Praxisanleiterinnen und examiniertes Fachpersonal immer mehr zurück und halten sich im Hintergrund. Auf diese Weise sollen die Auszubildenden Selbstständigkeit erlernen, die Patientinnensicherheit wird dennoch jederzeit gewährleistet. In allen drei Konzepten sind die Auszubildenden die „Macherinnen". Ihre Aufgabe ist es, die Patientin ganzheitlich wahrzunehmen und bestmöglich zu versorgen. Tägliche Reflexionsgespräche und zum Teil auch Wochengespräche bilden die Grundlage für ein Gelingen in der Umsetzungsphase, nehmen allerdings auch viel Zeit in Anspruch. Dieses muss bereits in der Planung berücksichtig werden.

Hinsichtlich der benötigten Materialien und Geräte finden sich lediglich im HIPSTA Konzept ein paar Angaben. In diesem Konzept ist davon die Rede, dass es ein Büro für den Austausch geben muss. Wo sich dieses Büro befindet und wie groß dieses ist wird nicht weiter erwähnt. Des

Weiteren ist von einem Rechner pro Mitarbeiter inklusive der nötigen Zugriffsrechte und einem Telefon die Rede. Auch hier finden sich keine weiteren Angaben, um was für eine Art Endgerät es sich handelt. Als letzten zu vergleichenden Aspekt wird die Evaluation des Projektes gewählt. Während die Konzepte der Charité und HIPSTA hierbei die gewonnenen Ergebnisse der bereits etablierten Ausbildungsstationen beschreiben, definiert Ategris detailliert die Vorgehensweise der Evaluation. Eine Auswertung durch die Beteiligten ist kein Aspekt der zur Verfügung gestellten Projektbeschreibung. Es wird deutlich, dass sich für eine ausführliche und adäquate Auswertung Zeit genommen werden muss. Eine Strukturierung der zu evaluierenden Aspekte ist ebenso unabdingbar, da sie eine Durchleuchtung des Konzeptes von Anfang bis Ende ermöglicht. Es ist wichtig, dass nicht nur die Planung und die Durchführung durchleuchtet wird, sondern auch die Gefühle vor dem eigentlichen Start. Auf diese Weise können eventuell vorhandene Ängste genommen und alle Beteiligten bestmöglich auf das Projekt vorbereitet werden. Eine positive Einstellung ist für das Gelingen unerlässlich. Eine Zusammenfassung von Verbesserungsmöglichkeiten bildet den Abschluss der Evaluation. Diese dient dazu, aufgetretene Probleme und Schwierigkeiten jeder Art zu analysieren um sie anschließend bewerkstelligen zu können, damit sie bei der folgenden Durchführung nicht mehr oder zumindest in abgeschwächter Form auftreten. In diesem Zusammenhang ist weiter festzuhalten, dass alle an dem Projekt Beteiligten Berufsgruppen, Schülerinnen – Lehrerinnen – hauptamtliche PA – dezentrale PA – Stationsleitung, oder zumindest eine Vertreterin der Berufsgruppen an der Evaluation teilnehmen. Erst durch die Berücksichtigung der Empfindungen aller Beteiligten kann es zu einem runden Abschluss kommen.

Die beschriebenen Erfahrungen sind als durchweg positiv zu betrachten. In beiden Konzepten ist davon die Rede, dass die Sichtweisen aller Beteiligten in den Fokus genommen werden. Patientinnen geben an, dass sie sich besser betreut und verstanden fühlen und dass sich mehr Zeit für sie genommen wird. Bei HIPSTA wird sogar beschrieben, dass „die personelle Betreuung als so gut wie nirgendwo sonst befunden" (Kapitel 4.2) wird. Auszubildende fühlen sich und ihre Arbeit wertgeschätzt, nichtsdestotrotz stellt sie die Durchführung auch vor Herausforderungen, vor denen sie großen Respekt haben. Von elementarer Bedeutung ist eine enge Zusammenarbeit mit offener Kommunikation auf Augenhöhe. HIPSTA beschreibt, dass gerade durch die Interprofessionalität das berufliche Selbstverständnis gestärkt wird. Durch die enge Zusammenarbeit wird die Arbeit der jeweils anderen Berufsgruppen viel bewusster wahrgenommen und ein Verständnis füreinander entwickelt. Des Weiteren stellt es enormen Benefit dar, dass man durch Peer-teaching voneinander lernen und in der Arbeit des jeweils anderen angeleitet werden kann.

Die Autorinnen sind der Meinung, dass Ausbildungsstationen durch die Lernortkooperation von Theorie und Praxis den Theorie-Praxis-Transfer stärken und die Akzeptanz der Lernorte fördern. Gekennzeichnet ist diese enge Zusammenarbeit durch eine offene und ehrliche Kommunikation, die sich auch in der Arbeit in der Praxis widerspiegelt. Interprofessionelle Zusammenarbeit sorgt zugleich dafür, dass sowohl Pflegende als auch Medizinstudierende und andere Berufsgruppen ein vertieftes berufliches Selbstverständnis erlangen und die Aufgabenbereiche des Anderen nachvollziehen können. Tägliche Reflexionsgespräche fördern die Eigensowie die Fremdreflexion, steigern die Kritikfähigkeit und tragen auf diese Weise auch zu einer Stärkung des Selbstbewusstseins bei.

Diese positiven Aspekte können allerdings nur erlangt werden, wenn die Auszubildenden und Studentinnen von Praxisanleiterinnen, Mentorinnen und Medizinbegleiterinnen engmaschig betreut werden. Nur auf diesem Wege verspüren sie keine Angst vor der Herausforderung des eigenständigen Handelns und können sich frei entfalten.

Selbstständig Entscheidungen zu treffen bedarf einer Entwicklung und schließt auch mit ein, dass Fehler gemacht werden. Schön, wenn es für diesen Prozess ein Sicherheitsnetz aus Fachkräften gibt, die der neuen Generation bei der Entwicklung der Handlungskompetenz zur Seite steht.

Die von den Autorinnen ausgewählten zwölf Aspekte zur Betrachtung der einzelnen Konzepte sind gut ausgewählt und ihrer Meinung nach die zentralen Bestandteile einer Ausbildungsstation.

Im Hinblick auf diese Aspekte liefern die drei zur Verfügung gestellten Konzepte zumeist ausführliche Darstellungen. Es wird deutlich, wieviel Vorbereitungszeit ein solches Projekt vor der eigentlichen Umsetzung erfordert. Des Weiteren gelingt ein guter Einblick in die theoretische Vorbereitung. Die Ziele sind konkret und angemessen getroffen. Generell kann ein weitreichender Einblick erhalten werden, wie eine Ausbildungsstation geplant und durchgeführt werden soll, um die Handlungskompetenz der Auszubildenden zu steigern.

Nicht abschließend geklärt werden konnte allerdings die Frage nach der Stationsbesetzung bzw. der Begleitung. Es ist zwar von intensiver Betreuung die Rede, konkret in Zahlen wird allerdings nur die betreuende Lehrperson angegeben. Die Anzahl der Praxisanleiterinnen und/oder examinierten Pflegekräfte wird nicht definiert. Für das Gelingen ist diese für die Autorinnen unabdingbar. Es soll angegeben werden, ob eine oder mehrere PA auf der Station für alle Auszubildenden ihrer Begleitung nachkommen, oder ob für jede Auszubildende eine individuelle Begleitung geplant ist. Auch die Dauer der Umsetzung muss individuell geprüft werden, denn nicht jedes Klinikum ist in der Lage, eine kontinuierliche Durchführung umzusetzen. Hinsichtlich der benötigten Materialien dokumentiert lediglich eins der drei Konzepte diese und beschränkt sich nach Meinung der Autorinnen auf ein Minimum. Die Auszubildenden müssen in der Lage sein, zeitnah zu dokumentieren, sodass z. B. eine Spezifizierung der mobilen Endgeräte angegeben werden soll. Auch Räumlichkeiten spielen eine große Rolle, werden doch jeden Tag Reflexionsgespräche geführt. Diese sollten in einem entsprechenden Rahmen abgehalten werden. Die angeführten Evaluationen sind durchweg positiv, sodass die Autorinnen sich bekräftigt fühlen, einige Aspekte aus den etablierten Konzepten zu nutzen. Nichtsdestotrotz sollten einige Aspekte noch eingehender betrachtet und intensiviert werden.

Auf dieser Grundlage sehen sich die Autorinnen nun in der Lage, die Konzeptionalisierung einer eigenen Ausbildungsstation vorzunehmen, die im sich anschließenden Kapitel detaillierter beschrieben wird.

5 Konzeptionalisierung einer eigenen Ausbildungsstation

„Sage es mir und ich vergesse es; zeige es mir, und ich erinnere mich; lass es mich tun, und ich behalte es".[139]

Inspiriert von diesem Zitat von Konfuzius wird in diesem Kapitel die eigene Konzeptionalisierung einer Ausbildungsstation der Autorinnen dargestellt. Berücksichtigt werden dabei alle die durch die wissenschaftliche Auseinandersetzung in den ersten Kapiteln für wichtig erachteten Punkte der Projektplanung, die für das Erreichen des Ziels im Vordergrund stehen.

Der erste Entwurf dieses Konzeptes wird auf die Bedürfnisse und Rahmenbedingungen der Pflegeausbildung in den drei Verbundkrankenhäusern Knappschaftskrankenhaus Bottrop, Bergmannsheil und Kinderklinik Buer und Klinikum Vest abgestimmt. Diese drei Häuser der Knappschaft Kliniken sind durch die enge Zusammenarbeit im Bereich der Pflegeausbildung und die gemeinsame Pflegeschule Knappschaft Kliniken verbunden. Die Umsetzung eines Pilotprojekts in einem oder in allen drei dieser Krankenhäuser wird nach der Veröffentlichung dieser Bachelorarbeit angestrebt.

Um der Grundmotivation zum Projekt, dem ganzheitlichen Pflegeverständnis der Autorinnen und dem Ausbildungsverständnis, welches der Ausbildungsstation zugrunde liegt, gerecht zu werden, lautet der **Name des Projekts**:

360° – Pflege in Ausbildungshand.

---

139 Konfuzius, chinesicher Philisoph, 551 v. Chr. bis 479 v. Chr.

Hiermit soll signalisiert werden, dass auf der einen Seite die Auszubilden-den mit ihren selbstständigen Pflegehandlungen im Mittelpunkt stehen, aber auch der jeweils eigene Lernprozess in der Hand der einzelnen Individuen liegt. Auf der anderen Seite steht genauso der zu pflegende Mensch im Zentrum aller Prozesse. Pflegen und Lernen werden hier ganzheitlich betrachtet und knüpfen nicht zwingend an bereits bestehende Strukturen und Theorien an. Im Gegenteil ist sogar erwünscht, dass die Pflege-ausbildung durch die Lernenden selbst revolutioniert werden kann, um nicht nur qualitative Ausbildung zu gewährleisten, sondern auch eine hohe Pflegequalität zu schaffen, die allen Patientinnen zugutekommen wird.

In Kapitel 5 wird das Lehrkonzept und Ausbildungsverständnis (5.1) beschrieben, bevor darauf aufbauend die Ziele (5.2) benannt werden. Kapitel 5.3 analysiert die strukturellen Rahmenbedingungen, die für die Realisierung des Projektes vorausgesetzt werden. Bevor die genaue Umsetzung des Projekts in Kapitel 5.5 erläutert wird, geht es in Kapitel 5.4 um die detaillierte Vorbereitung der Durchführung im theoretischen und praktischen Teil der Pflegeausbildung. Nach der Evaluation (5.6) wird noch kurz in Kapitel 5.7 die Erweiterung des Konzeptes auf eine interprofessionelle Ausbildungsstation angesprochen und die Möglichkeit, diese finanziell fördern zu lassen (5.8).

5.1   Ausbildungsverständnis und Lehrkonzept

Das zugrundeliegende **Ausbildungsverständnis** beruht auf den Zielen und Vorgaben zur Pflegeausbildung nach dem PflBG. Auszubildende sollen befähigt werden, selbständig alle Tätigkeiten einer examinierten Pflegefachfrau zu erfüllen und ein positives berufliches Selbstverständnis entwickeln. Hierbei stehen die Patienten mit ihrem Pflegeprozess im Mittelpunkt des Geschehens.

Um eine effiziente, patientenzentrierte Versorgung zu gewährleisten, ist es essentiell, die pflegerischen und therapeutischen Tätigkeiten aufeinander abzustimmen.[140] Daher wird sehr viel Wert daraufgelegt, dass die Lernenden in der gesamten Ausbildung einen Blick für den gesamten

---

140 WHO, 2010, S. 56

Therapie- und Genesungsprozess entwickeln und sich in diesen mit einbringen. Dazu gehört auch die interdisziplinäre Arbeit. Lernende setzen sich mit Mitgliedern anderer Berufsgruppen auseinander, klären Fragen, lösen gemeinsam mit ihnen Probleme und erfahren auf diese Weise, wie wichtig eine enge Zusammenarbeit aller Disziplinen für die Genesung der Patientinnen ist. Auch die Erkenntnis, dass diese Tätigkeiten nicht alleine den bereits examinierten Pflegefachkräften obliegen muss, ist von großer Bereicherung.

Das Lernen findet auf der Ausbildungsstation in realen beruflichen Situationen, unter Berücksichtigung von Handlungs- und Situationsorientierung, statt. Das heißt, Ausbildung geschieht hier während der echten Pflege von realen Patientinnen und nicht in gestellten Settings. Die Lernenden erwartet jeden Tag eine neue Ausgangssituation mit neuen Herausforderungen, auf die sie sich, nur bedingt vorbereiten können.

In diesen genannten Aspekten sehen die Autorinnen in diesem Konzept die Chance einer Ausbildungsstation. Nur wer während der Ausbildung die Möglichkeit hatte, selbstständig verschiedenste Situationen zu erleben, Handlungen auszuprobieren, ggf. Handlungsalternativen entwickelt hat, Misserfolge erleben durfte und gelernt hat, trotzdem eigenständig ans Ziel zu kommen, ist am Tag nach der Examensprüfung handlungsfähig.

Die Ausbildungsstation verfolgt das Ziel, Selbstständigkeit durch kontinuierliche prozessorientierte Anleitung der Lernenden zu fördern, um mündige Pflegekräfte hervorzubringen.

Eine Lernortkooperation zwischen Theorie und Praxis, also ein vernetztes Lernen, sorgt für eine gute Umsetzung und für den Erwerb von Handlungskompetenz, da vernetztes Lernen die Behaltensleistung von Auszubildenden ansteigen lässt. Ein weiterer positiver Nebeneffekt der gemeinsamen Begleitung durch Praxisanleiterinnen und Lehrerinnen ist, dass die Auszubildende in einen kollegialen Austausch mit den Lernbegleiterinnen tritt. Außer bei den Praxisbesuchen durch die Schule haben Lehrende der Theorie und Praxis wenig Schnittstellen zum Austausch, für Absprachen und um eigene Kompetenzen zu erweitern. So können Pflegekräfte bspw. ihr Fachwissen mit den Lehrerinnen auf Aktualität prüfen, während die Lehrkräfte Einblicke in Neuerungen in der Pflegepraxis erhalten. Ein Beispiel dafür ist der Umgang mit der digitalen Patientenakte und der digitalen Pflegeplanung.

Gelernt wird auf Augenhöhe, was bedeutet, dass alle an der Ausbildungsstation beteiligten Personen eine gleichberechtigte Rolle einnehmen, ungeachtet des Ausbildungsstands, des akademischen Grades, des Wissensstands oder auch der Zugehörigkeit zu einer bestimmten Berufsgruppe.

Durch ein ausgewogenes **Lehrkonzept** mit handlungsorientierten Methoden, wie in den Kapiteln 3.6.1 und 3.6.2 beschrieben, soll gezielt Kompetenzerweiterung bewirkt werden. Die Lernkompetenz nimmt hier eine Schlüsselfunktion ein. Auszubildende lernen, individuell auf ihre Bedürfnisse zu achten, ihre Fähigkeiten zu schätzen, Schwächen zu akzeptieren und ihren Lernprozess danach auszurichten. Das Wissen über das eigene Lernverhalten ist im Kontext des lebenslangen Lernens von besonderer Wichtigkeit, um sich auch nach der Ausbildung stetig weiterzuentwickeln.

Pflege lernen auf der Ausbildungsstation soll nicht nur qualitative Ergebnisse für die Patientin hervorbringen, auch der Spaß am Beruf soll hier nicht zu kurz kommen. Wer Spaß hat, ist motiviert. Wer Motivation hat, ist bereit zu handeln.

Während der üblichen Pflegehandlungen, die im Alltag erlernt werden, stehen auch berufspolitische und ethische Fragestellungen im Raum, da die Auszubildenden sich im Lauf des Projekts möglichst um alles allein kümmern. So werden ggf. die Notwendigkeit bestimmter Diagnose- und Therapieverfahren der Patientinnen oder wirtschaftliche Bedingungen im Team diskutiert.

Praxisanleiterinnen arbeiten nach Ausbildungsplan und führen die Auszubildenden grundsätzlich schrittweise an die einzelnen Tätigkeiten in der Praxis heran. Sie unterstützen die Auszubildenden folglich dabei, das theoretisch erworbene Fachwissen in die Praxis umzusetzen.

Innerhalb der Ausbildungsstation nehmen Praxisanleiterinnen allerdings eine andere Rolle ein. Nach anfänglicher gezielter Einarbeitung in der ersten Projektwoche treten sie in den Hintergrund und fungieren als Lerncoach, sind Motivatorin, Ansprechpartnerin und auch Patientinnenfürsprecherin.

Durch gezielte Anreize und Lehrmethoden der Praxisanleiterinnen werden die Auszubildenden befähigt, schrittweise immer mehr Verantwortung für die Patientinnen und ihren eigenen Lernprozess zu übernehmen, der ganz individuell verlaufen kann.

Das folgende Zitat beschreibt gut, welche Stellung Praxisanleitende auf der Ausbildungsstation bei der Lernentwicklung einnehmen:

> *„Man kann einen Menschen nichts lehren, man kann ihm nur helfen, es in sich selbst zu entdecken".*[141]

Lehrerinnen fungieren auf der Ausbildungsstation als Praxisbegleiterinnen und legen den Fokus auf das Beobachten, Beraten und Reflektieren. Wichtig ist hierbei zu beachten und sich vor Augen zu führen, dass sich die Lehrerin auf ein mittlerweile fremdes Terrain begibt. Diese Vorgehensweise bietet jedoch auch die Chance, dass sie die Pflege wieder real erlebt und Arbeitshandlungen nachvollziehen kann. Allerdings muss bedacht werden, dass diese Verlagerung ihres Arbeitsplatzes mit viel Feingefühl geschehen muss. Eine adäquate Kommunikation auf Augenhöhe und die Schaffung einer Vertrauensbasis sind daher unabdingbar, um die Lehrerin nicht als Kontrollinstanz wahrzunehmen, sondern als gleichwertige Kooperationspartnerin.

Durch die Ausbildung beider Lernortvertreterinnen erhalten die Auszubildenden die Chance, aus zwei Blickwinkeln betrachtet und reflektiert zu werden. Gerade diese Vernetzung der beiden Ausbildungsbereiche ermöglicht den Auszubildenden eine enorme Steigerung und Manifestierung ihrer Handlungskompetenz.

5.2   Ziele

Die **Zielsetzung** muss kontinuierlich an die Bestimmungen der Berufsgesetze, an curriculare Vorgaben sowie an aktuelle Entwicklungen im Ausbildungsbereich der Pflege und der Approbationsordnung für Ärzte angepasst werden.

---

141 Galileo Galilei, Universalgelehrter, 1564–1642

Die Lernortkooperation zwischen Schule und Praxis soll das Erreichen der Ausbildungsziele ermöglichen. Zu den anzustrebenden Zielen der Ausbildungsstation gehören:

Allgemeine Ziele:
- Vernetzung von Theorie und Praxis im Sinne der Lernortkooperation
- gelingender Theorie-Praxis-Transfer
- Erwerb praxisrelevanter Kompetenzen (Handlungskompetenz)
- Förderung der Selbstständigkeit der Auszubildenden in Bezug auf die Pflege und Begleitung von Angehörigen
- Durchführung von Bezugspflege und Berücksichtigung ethischer pflegerischer Grundsätze
- Fähigkeit zur Planung, Durchführung und Evaluation prozessbezogener Pflege
- eigenverantwortliche Organisation der Stationsabläufe
- Förderung von interprofessionellem Arbeiten
- selbstständige Erarbeitung von Konfliktlösungen
- konstruktive Kommunikation und Kooperation mit Patientinnen, Angehörigen und anderen Berufsgruppen
- Üben von Feedback und Kritik durch regelmäßige Blitzlicht-Gespräche
- Gewährleistung prozesshafter Anleitung
- Gewährleistung der vom PflBG geforderten mindestens 10 % Anleitungszeit pro Praxiseinsatz
- Erhöhung der Ausbildungszufriedenheit
- Gewinnung von Pflegepersonal (Personalakquise)
- Verringerung der Berufsflucht

Die Pflegeschule übernimmt hierbei folgende Aufgaben:
- theoretische Kompetenzentwicklung als Grundlage für weitere berufliche Tätigkeit
- Förderung von Lernprozessen und Erkennen von Sinnzusammenhängen
- Erwerb rechtlicher und berufspolitischer Zusammenhänge

- Vermittlung von Grundlagenwissen zur Reflexion; ermöglicht Freiräume zur Reflexion der Praxis
- Vermittlung und Training verschiedener kompetenzsteigernder Lehr-Lernmethoden

Aufgaben der Praxis innerhalb der Lernortkooperation sind:
- Kompetenzfördernde Lernumgebung schaffen
- Darstellung eines motivierenden Lernortes mit hohen Anwendungsmöglichkeiten
- Unterstützung der Auszubildenden beim Erwerb praxisrelevanter Kompetenzen
- Praxis als beispielhafter Ort des Lernens
- Angebot an Reflexions- und Beratungsmöglichkeiten
- Vermittlung einer Wahrnehmung des Krankenhauses als Institution eines komplexen Gesundheitssystems

5.3 Strukturelle Rahmenbedingungen

Für eine erfolgreiche Durchführung des Projekts ist die Klärung vieler struktureller Rahmenbedingungen nötig. Um individuelles Lernen fördern zu können, werden entsprechende Ressourcen benötigt.

Zunächst muss eine **Projektleitung** bestimmt werden, die eine Schlüsselfunktion übernimmt. Ihre Aufgaben sind:

- Koordination und Sicherstellung aller Rahmenbedingungen
- Informationsaustausch mit allen am Projekt beteiligten Gruppen ermöglichen
- Hauptansprechpartner für die Geschäftsführung, Öffentlichkeitsarbeit, Betriebsrat (BR), Pflegedirektion, Pflegeschule, Auszubildende, Praxisanleiterinnen und Pflegende
- regelmäßige Reflexions- und Evaluationsgespräche mit der Ausbildungsstation während des Projekts
- Sicherstellung eines Abschlussberichts des Projekts auf wissenschaftlicher Basis

Aufgrund der Nähe zur Konzeptentwicklung werden im Rahmen des Pilotprojektes die beiden Autorinnen als Projektleitung benannt.

In den anschließenden Umsetzungen, aufgrund der starken Praxisorientierung und der Notwendigkeit, dass die Projektleitung sich in dem Arbeitsfeld des praktischen Ausbildungsbetriebs gut auskennt, um schnell und sicher bei Problemen agieren zu können, wird die hauptamtliche Praxisanleitung als Projektleitung benannt.

Die Ausbildungsstation richtet sich an **Auszubildende**, die sich im dritten Ausbildungsdrittel zur Ausbildung zur/m Pflegefachfrau/mann befinden. Hierbei werden alle Lernenden eines Kurses auf der Ausbildungsstation eingesetzt, egal welche persönlichen Lernvoraussetzungen sie aufzeigen. In den Ausbildungskursen der Pflegeschule der Knappschaft Kliniken befinden sich, seitdem generalistisch ausgebildet wird, 20 bis 28 Auszubildende.

Selbstständig betreut wird vom jeweiligen Ausbildungskurs eine Gruppe von ca. 30 **Patientinnen** der akutstationären Versorgung. Bei der Stationsbelegung der Patientinnen sollen bereits bei der Aufnahme, in Absprache mit dem Belegungsmanagement, darauf geachtet werden, dass möglichst Menschen mit unterschiedlichem Pflegebedarf berücksichtigt werden. So kann gewährleistet werden, dass die Auszubildenden lernen, Patienten mit *„hohem Grad an Pflegebedürftigkeit, also schwersten Beeinträchtigungen der Selbstständigkeit“*[142] zu versorgen, wie es im Rahmenlehrplan festgelegt wurde und trotzdem eine realistische Stationsbelegung vorfinden, da auch Patientinnen mit einem geringeren Pflegebedarf auf der Ausbildungsstation versorgt werden.

Die **Fachabteilung** der Ausbildungsstation ist für jedes Krankenhaus frei wählbar. Kapitel 5.4 beschäftigt sich mit der theoretischen und praktischen Vorbereitung der Auszubildenden und geht dort auch näher auf die Auswahl der Fachabteilung/en ein.

Da für jeden Kurs des dritten Ausbildungsdrittels eine Umsetzung des Projekts erfolgen soll, muss ggf. eine Ausdehnung der Ausbildungsstation auf mehrere Stationen erfolgen. Aufgrund der Tatsache, dass die beteilig-

---

142 Rahmenlehrplan, 2019, S. 21

ten drei Krankenhäuser unterschiedlich viele Ausbildungskurse vorhalten, ist eine Teilnahme aller Auszubildenden sonst nicht zu gewährleisten.

Die **Dauer** der Umsetzung erstreckt sich über vier Wochen. Die Starttermine liegen, dem Blockplan angepasst, immer nach einem vorbereitenden Theorieblock am Anfang des dritten Ausbildungsdrittels. Die Dauer des Projektes ergibt sich aus der Überlegung, dass ein sanfter Einstieg in die Ausbildungsstation gewährleistet werden soll, bei dem die Lernenden gezielt auf kommende Anforderungen vorbereitet werden und Überforderung zu Beginn möglichst vermieden wird. Nach der Einführungswoche sollen die Auszubildenden jedoch ausreichend Zeit bekommen, um möglichst viele Erfahrungen zu machen und Kompetenzen zu festigen.

Die Lernenden werden im Drei-Schicht-System von montags bis sonntags ausgebildet. Tabelle zwei veranschaulicht einen **Dienstplan** für einen jeweiligen Kurs.

Vorgaben für Montag bis Freitag		Vorgaben fürs Wochenende
Frühdienst:	mind. 5 – max. 7 Auszubildende	mind. 4 – max. 6
Spätdienst:	mind. 5 – max. 5 Auszubildende	mind. 4 – max. 5
Nachtdienst:	mind. 3 – max. 4 Auszubildende	mind. 3 – max. 4

	Mo	Di	Mi	Do	Fr	**Sa**	**So**	Mo	Di	Mi	Do	Fr	**Sa**	**So**	Mo	Di	Mi	Do	Fr	**Sa**	**So**	Mo	Di	Mi	Do	Fr	**Sa**	**So**
Namen (max. 28)																												
Anzahl FD	6	6	6	6	6	5	5	6	6	6	6	6	5	5	6	6	6	6	6	5	5	6	6	6	6	6	5	5
Anzahl SD	5	5	5	5	5	4	4	5	5	5	5	5	4	4	5	5	5	5	5	4	4	5	5	5	5	5	4	4
Anzahl ND	3	3	3	3	3	3	3	3	3	3	3	3	3	3	3	3	3	3	3	3	3	3	3	3	3	3	3	3

Tabelle 2: Dienstplan für den Kurs[143]

Wie der Tabelle zu entnehmen ist, arbeiten innerhalb der Woche sechs Auszubildende im Frühdienst, fünf Auszubildende im Spätdienst und drei Auszubildende im Nachtdienst. Am Wochenende ist die Zahl, außer im Nachtdienst, um jeweils eine Auszubildende reduziert. Auf eine Patientinnenanzahl von 30 ergibt sich daraus folgender **Betreuungsschlüssel**:

---

143 eigene Darstellung, in Anlehnung an Charité, 2022

Tag	Dienst	Verhältnis Auszubildende: Patientin
Mo – Fr	Frühdienst	1 : 5
	Spätdienst	1 : 6
	Nachtdienst	1 : 10
Sa – So	Frühdienst	1 : 6
	Spätdienst	1 : 7,5
	Nachtdienst	1 : 10

Tabelle 3: Betreuungsverhältnis (eigene Darstellung, 2022)

Am Ende jeder Schicht muss jedoch erfasst werden, wie hoch die Arbeitsbelastung der einzelnen Auszubildenden war, wie sicher sie sich gefühlt hat und wie gut die Patientinnen betreut wurden. Gegebenenfalls ergibt sich aus der Kurzevaluation ein individueller Unterstützungsbedarf und eine Veränderung der Patientinneneinteilung muss vorgenommen werden.

Zu den **betreuenden Personen** gehören Praxisanleiterinnen und eine Lehrkraft, i. d. R. ist dies die Kursleitung. Die Anwesenheit der Lehrerin ist ausschlaggebend, um die Theorie-Praxisverzahnung zu ermöglichen. Des Weiteren kann auf diese Weise die Praxisbegleitung der Pflegeschule sehr intensiv erfüllt werden.

Darüber hinaus wird die Ausbildungsstation von examiniertem Pflegefachpersonal des jeweiligen Einsatzortes unterstützt. Sie fungieren hier als Expertinnen der Fachabteilung.

Die Praxisanleiterinnen und Pflegefachkräfte der Station sind während der drei üblichen Dienstzeiten anwesend, die Lehrkraft befindet sich von montags bis freitags in der Zeit 08:00–16:15 Uhr auf der Station.

Innerhalb der ersten Woche sind mehr Lernbegleiterinnen vor Ort, um die Auszubildenden gezielt einzuarbeiten. Um dies zu erreichen und den Erfolg des Projektes sicherzustellen, ist der **Personalschlüssel** der Lernbegleiterinnen von enormer Wichtigkeit. Hierbei geht es nicht nur darum, prozessorientierte Praxisanleitung nach dem vorgegebenen Lehrkonzept sicherzustellen, welches in Kapitel 5.1 erläutert wurde, sondern auch darum, die Patientinnensicherheit zu gewährleisten. Der normale Therapieverlauf soll unter keinen Umständen negative Auswirkungen für die Patientin haben. Stattdessen wird eine engere Betreuung durch die Auszubildenden angestrebt. Auch das Ausfallmanagement wird bei der Wahl des Personalschlüssels bedacht. Hieraus ergibt sich, dass auf der Ausbildungsstation Bezugspflege vorherrscht, bei der die Lernenden, wie in der folgenden Tabelle dargestellt, betreut werden:

Tag	Dienst	Verhältnis
		Auszubildende: Praxisanleiterin: Pflegekraft
Mo – Fr	Frühdienst	6 : 3 : 1
	Spätdienst	5 : 2 : 1
	Nachtdienst	4 : 1 : 1
Sa – So	Frühdienst	5 : 2 : 1
	Spätdienst	4 : 2 : 1
	Nachtdienst	3 : 1 : 1

Tabelle 4: Personalbemessung in der ersten Projektwoche (eigene Darstellung, 2022)

Die Anzahl der hier dargelegten Personalzahlen stellt den Bedarf der ersten Woche des Projektes dar, in der noch eine sehr enge Betreuung stattfindet. Je nach Gegebenheiten der Station kann die Rolle der examinierten Pflegekraft, die als Fachexperte agiert, auch von der stationären Praxisanleiterin erfüllt werden. So würde sich das Verhältnis der Praxisanleiterinnen und der Pflegekräfte natürlich leicht verändern. In dieser Personalbemessung wird Rücksicht darauf genommen, dass nicht jede Station der drei Verbundkrankenhäuser eine große Vielzahl an Praxisanleiterinnen vorhält und sie sich zum Zeitpunkt des Projekts im Urlaub befinden oder erkrankt sein können. Daher ist es wünschenswert, auch die hauptamtlichen Praxisanleiterinnen, Pflegeexpertinnen mit Ausbildungsauftrag und Praxisanleiterinnen anderer Stationen hier einzusetzen, die sich für die Teilnahme am Projekt der Ausbildungsstation interessieren und engagieren möchten.

Ab der zweiten Woche nehmen sich die Lernbegleiterinnen immer mehr zurück, bis sie sich im Hintergrund halten können und den Auszubildenden immer mehr Raum geben, selbstständig und eigenverantwortlich zu handeln. Hier ist es möglich, die Anzahl der Lernbegleiterinnen wie folgt zu reduzieren:

| Tag | Dienst | Verhältnis |
		Auszubildende: Praxisanleiterin: Pflegekraft
Mo – Fr	Frühdienst	6 : 2 : 1
	Spätdienst	5 : 2 : 0
	Nachtdienst	4 : 1 : 1
Sa – So	Frühdienst	5 : 2 : 0
	Spätdienst	4 : 2 : 0
	Nachtdienst	3 : 1 : 1

Tabelle 5: Personalbemessung ab der zweiten Projektwoche (eigene Darstellung, 2022)

Es werden einige **Materialien** benötigt, um zum Einen die Auszubildenden handlungsfähig zu machen, und zum Anderen einen reibungslosen Ablauf zu gewährleisten. Zunächst einmal ist es wichtig, dass auf der Station sowohl ein Stationsbüro sowie auch ein Gruppenarbeitsraum vorhanden sind. In diesem Gruppenarbeitsraum, in dem mindestens zehn Menschen Platz finden sollten, können z. B. die täglichen Reflexionsgespräche in einer ruhigen Atmosphäre stattfinden. Des Weiteren kann dieser Raum für Übergaben, Fortbildungen, Vorträge und Ausarbeitungen, Kritikgespräche, etc. genutzt werden.

Zu einer adäquaten Ausstattung gehören ein Flipchart mit Blättern und Stiften und eine Metawand mit Karteikarten. Praktisch sind auch kombinierte Magnet- und Filzwände, die sowohl das Schreiben als auch das Anheften erlauben. Abbildung 9 veranschaulicht ein Beispiel einer solchen Konstruktion.

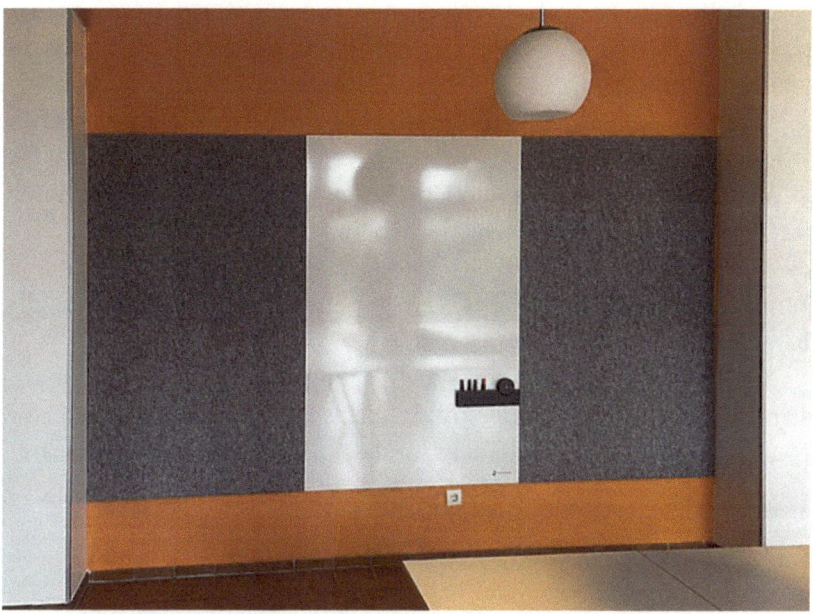

Abb. 9: Magnet-/Filzwand (eigenes Bild, 2022)

Des Weiteren ist es wichtig, genug Arbeitsplätze für die Mitarbeiter zur Verfügung zu stellen. Auf der Station sollten daher zwei Visitenwagen mit PC-Modul sowie zwei fest installierte Rechner vorhanden sein. Für jede Mitarbeiterin sollte darüber hinaus ein Tablet-PC mit Kamera zur Verfügung gestellt werden. Auf diese Weise kann eine zeitnahe Dokumentation gewährleistet werden. Ebenso gestaltet dies die Übergabe am Krankenbett effizienter. Aufgrund dessen ist es unerlässlich, dass jede MA einen eigenen Zugang zum Patientendokumentationssystem, sowie eine eigene E-Mail-Adresse bekommt. Der Zugriff auf das hauseigene Internet sowie auf Suchdatenbanken und medizinische Bibliotheken muss ebenfalls gewährleistet sein. Die Kamerafunktion am Tablet-PC dient dazu, dass Reflexionsgespräche etc., gerade in Zeiten von Corona, auch per Videokonferenz durchgeführt werden können. Die Auszubildenden sind mit dem Handling i.d.R. bereits durch die Pflegeschule vertraut gemacht, bei den Mitarbeiterinnen der Station ist ggf. eine Schulung von Nöten.

Neben einem Festnetzanschluss werden zwei Diensthandys benötigt, eins für die Stationsleitung und eins für die examinierten Mitarbeiterinnen der Schulstation.

Gängige Materialien wie Pflegewagen, Verbandwagen, etc. sind ebenfalls unabdingbar.

Wünschenswert ist eine digitale Plattform. Sie dient zum Austausch für Praxisanleiterinnen, Pflegepädagoginnen und Auszubildende. Auf diese Weise können z. B. Arbeits- und Lernaufgaben kommuniziert und Terminabsprachen auf kurzem Wege getroffen werden und sind für alle Beteiligten einsehbar.[144]

Sinnvoll ist darüber hinaus die Anlegung der Schulstation als eigenständige Organisationseinheit für das klinische Informationssystem, die Lagerlogistik (Materialbestellung) und den Patiententransportdienst.[145]

5.4   Vorbereitung der Auszubildenden

Die Etablierung einer Ausbildungsstation erfordert eine gute Planung und Vorbereitung. Die Auszubildenden müssen sowohl in der Theorie als auch in der Praxis auf den Einsatz und das handlungskompetente selbstständige Arbeiten vorbereitet werden. Die Kapitel 5.4.1 und 5.4.2 beschäftigen sich aufgrund dessen mit der detaillierten Vorbereitung in den beiden Bereichen. Obwohl zwischen Theorie und Praxis hier formal eine Trennung erfolgt, ist die beiderseitige Vorbereitung immer unter dem Aspekt der Lernortkooperation zu sehen und auch entsprechend beschrieben worden.

5.4.1   In der theoretischen Ausbildung

Bevor die praktische Umsetzung des Projektes erfolgen kann, bedarf es einer theoretischen Vorbereitung. Hierfür ist zu Beginn des dritten Ausbildungsdrittels ein Theorie-Block mit insgesamt 232 UE vorgesehen. Eine UE umfasst 45 Minuten. Die Lerninhalte sind dem Ausbildungs-

---

144 Dauer, Klein, 2022, S. 67
145 Carstensen, Nickel, Renken, Wieger, 2021, S. 49

stand angepasst und enthalten sowohl neues theoretisches Wissen, als auch die Wiederholung von bereits Vermitteltem.

Folgende Lerneinheiten sind für den Theorieblock vorgesehen:

- *Wiederholung* 01.2 Aufgaben und Handlungsfelder in der Pflege (Pflegeprozess; LE übergreifend: praktische Übungen Prophylaxen; 8 UE)
- *Wiederholung* 02 A.2 Die Mobilität von zu pflegenden Menschen fördern und erhalten (Kinästhetik Grundkurs 24 UE)
- *Wiederholung* 03.1 Altersgerechte Gespräche in pflegerischen Interaktionen gestalten (adressaten- und situationsspezifische Kommunikation; 4 UE)
- *Wiederholung* 03.5 Im Team kommunizieren (4 UE)
- *Wiederholung* 04.5 Familien gesundheitsfördernd anleiten und beraten (Experten-, Prozessberatung; 8 UE)
- 04.11 Das Wohl und die Sicherheit von Menschen aller Altersgruppen ins Zentrum pflegerischen Handelns stellen (16 UE)
- 05.6 Menschen mit einem Herzinfarkt pflegerisch unterstützen, beraten und stärken (34 UE)
- 05.8 Menschen mit einer chronischen Wunde unterstützen, beraten und stärken (30 UE)
- *Wiederholung* 06.1 Bei akuten Notfällen sicher handeln (Schwerpunkt cardio-pulmonale-Reanimation mit praktischen Übungen; 6 UE)
- 07.6 Konfliktsituationen im interprofessionellen Team (22 UE)
- 09.7 Pflegende Bezugspersonen begleiten und unterstützen (Teil 2: Bei Apoplexie) (20 UE)
- *Wiederholung* 11.1 Menschen mit beginnender Demenz personenzentriert und lebensweltbezogen unterstützen (4 UE)
- LE 11.4 Menschen mit fortgeschrittener Demenz personenzentriert und lebensweltbezogen unterstützen (36 UE)
- Dienstplangestaltung (8 UE)
- Durchführung eines Pflegeparcours (8 UE)

Die LE sind so ausgewählt, dass sie die Auszubildenden theoretisch auf die praktische Arbeit vorbereiten und eine Vernetzung von Theorie und Praxis ermöglichen. Zum Einen wird Grundlagenwissen in Bezug auf den Pflegeprozess und Kommunikation mit Patienten und Angehörigen wiederholt, zum Anderen ist ein Kinästhetik-Grundkurs vorgesehen, um die Auszubildenden in der Bewegungsempfindung und Mobilisation zu sensibilisieren und zu schulen. LE bezüglich der Erkrankung des Herzens, Apoplex, chronischen Wunden und Demenz inklusive der Begleitung von Angehörigen runden das Gesamtbild ab. Die Auszubildenden sind auf diese Weise in der Lage, in den Fachabteilungen der Inneren Medizin, der Chirurgie und der Neurologie tätig zu werden und die Etablierung einer Ausbildungsstation ist auf keine Fachabteilung begrenzt.

Die Methodenauswahl zur Vermittlung der Lerninhalte obliegt der jeweiligen Lehrkraft. Sie sollte den Unterricht allerdings so gestalten, dass die methodische und didaktische Auswahl handlungsorientiert erfolgt, sodass die Selbstständigkeit und das eigenständige Denken der Auszubildenden gefördert werden (siehe Kapitel 3.6.1). Hierfür eignen sich u. a. die in Kapitel 3.6.1 beschriebenen Ansätze des entdeckenden Lernens, des offenen Unterrichts und des selbstorientierten Lernens sowie die Projektmethode zur Förderung der Handlungskompetenz in der theoretischen Ausbildung.

Zusätzlich wird der Unterricht dazu genutzt, die Erwartungen, Wünsche und Ängste der Auszubildenden bezüglich des Projektes zu analysieren. Dies kann in Präsenzform z. B. mittels einer Kartenabfrage erfolgen.

Gerade jedoch in der heutigen Zeit, im Zeitalter der Digitalisierung, ist es wichtig, auch Methoden für den online Unterricht adäquat in den theoretischen Unterricht einfließen lassen zu können. Auch im Hinblick auf die Corona-Pandemie hat sich bemerkbar gemacht, wie abhängig jeder einzelne von digitalen Medien ist. Ohne sie hätte während der Schulschließungen kein Unterricht stattfinden können.

Aufgrund dessen werden an dieser Stelle exemplarisch zwei online-Tools vorgestellt, dass Padlet und Mentimeter. Beide Tools fördern die Selbstständigkeit der Auszubildenden und tragen auf diese Weise zum Erwerb von Handlungskompetenz bei. Diese Tools können analog zur

Kartenabfrage zur Abfrage der oben genannten Erwartungen, Wünsche und Ängste genutzt werden.

Das **Padlet** ist eine interaktive Tafel. Ein Vorteil des Padlet ist, dass man nicht physisch an der Tafel sein muss, sondern sich auch weiter entfernt befinden kann. Geschrieben wird nicht mit einem Stift, sondern mit der Tastatur. Ein weiterer Vorteil ist, dass nicht nur Texte, sondern auch Bilder, Videos, Audiodateien oder Links angeheftet werden können. All dies geschieht in Echtzeit und wird auf alle Geräte übertragen, die Zugriff auf das Padlet haben. Ein gleichzeitiges Arbeiten wird durch ein Padlet ebenso ermöglicht. Das jeweilige Padlet kann nicht nur für eine Unterrichtsstunde benutzt werden, sondern auch über weitere, sodass die Inhalte zu einem Thema gesammelt werden können. Wer welche Berechtigungen erhält, wird durch den Ersteller festgelegt. So kann z. B. im Vorfeld entschieden werden, ob die Teilnehmer lediglich Beiträge lesen dürfen, oder ob sie auch selbst Kommentare hochladen, verschieben, kommentieren oder liken können.

Um ein Padlet erstellen zu können, muss zunächst eine Anmeldung bei https://padlet.com erfolgen. Die Teilnehmer müssen sich nicht anmelden, sie werden über einen Link oder QR-Code eingeladen und erhalten auf diese Weise Zugriff auf das Padlet. Im ersten Schritt wird zwischen den Anordnungen der Beiträge ausgewählt, ob z. B. jeder Obergriff frei verschiebbar oder an einer festgelegten Stelle ist. Dafür stehen verschiedene Muster zur Auswahl. Nach der Auswahl erhält man ein Padlet mit einem zufällig ausgesuchten Hintergrundbild. Unter Einstellungen kann man dieses verändern und weitere Funktionen zur individuellen Erstellung nutzen. Ein Padlet kann kopiert oder als PDF gespeichert und auf diese Weise den Teilnehmern zur Verfügung gestellt werden. Auch ein liken ist möglich. Dies ist interessant, wenn Zugriff auf ein öffentliches Padlet besteht, dass man sich gerne für später merken möchte. Ein „Plus-Zeichen" unten rechts ermöglicht das Posten eines Oberbegriffes oder Beitrags. Nach dem anklicken des „Plus-Zeichens" erscheinen rechts in einem Kästchen drei Punkte. Dort erscheinen die Möglichkeiten, Dateien, Links, Bilder oder Audiodateien hochzuladen. Eine Korrektur der Rechtschreibung kann im Nachhinein erfolgen.

Ein Nachteil ist, dass zum Zeitpunkt des Verfassens nur drei Padlets zur Verfügung stehen. Zum Nutzen unendlich vieler Padlets muss käuflich eine Lizenz erworben werden. Dies kann in Form einer einzelnen Lizenz geschehen oder z. B. auch in Form einer Schullizenz für alle Dozenten.

Abbildung 10 zeigt ein Beispiel für ein Padlet aus dem Unterricht von Frau Wöbeking.

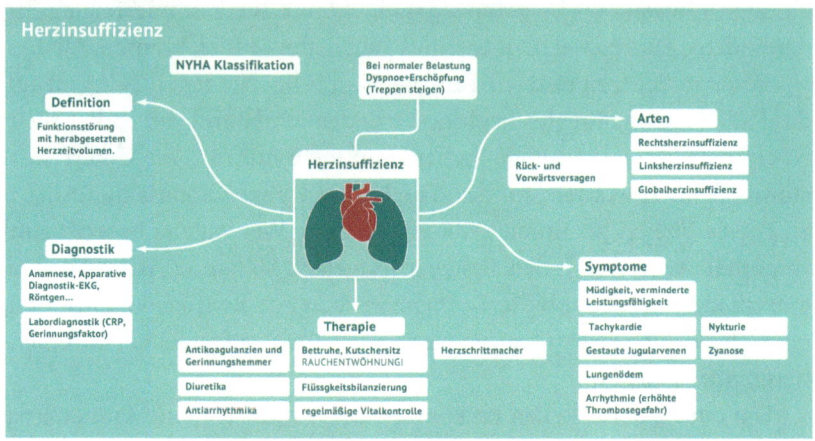

Abb. 10: Beispiel Padlet (eigene Darstellung, 2022)

Die deutsche Alternative stellt **Task Card** dar. Auch hier muss ein Account erstellt und für unbegrenzte Nutzung ein gewisser Jahresbeitrag gezahlt werden. Die Handhabung ähnelt Padlet sehr, einige Funktionen sind allerdings noch nicht freigeschaltet, da sich das Tool noch in der Enderstellung befindet.

Mentimeter ist ein Tool, um Umfragen zu erstellen. Diese können in verschiedenen Formaten dargestellt werden, z. B. in Form eines Wortgitters oder als Balkendiagramm, etc. Um ein Mentimeter zu erstellen, muss man sich zunächst über https://www.mentimeter.com anmelden und anschließend den Inhaltstyp auswählen und eine Frage eingeben, die die Teilnehmer beantworten sollen. Anschließend wird ein Code zugesendet, der den Teilnehmern mitgeteilt wird. Diese gehen anschließend auf die Seite https://menti.com (Achtung: ein anderer Seitenname als der der Erstellung), geben den Code ein und beantworten die ihnen gestellte Frage. I. d. R. sind die Codes vier Stunden gültig, dieses muss bei der

Erstellung beachtet werden. Die Gültigkeit der Codes kann allerdings auch manuell verlängert werden, indem der Link oder QR-Code geteilt wird. In diesem Fall bleiben die Codes dauerhaft bestehen.

Zur Erläuterung wird hier das Wortgitter, die sogenannte word cloud, vorgestellt. Die eingegebenen Wörter erscheinen in Echtzeit auf dem Bildschirm. Die Farben werden zufällig ausgewählt und die Wörter verschieben sich interaktiv. Je öfter ein Begriff eingegeben wurde, desto größer stellt er sich in der word cloud dar.

Eine Rechtschreibkorrektur kann im Nachhinein nicht erfolgen. Auch die Wörter lassen sich nach der Eingabe nicht gruppieren.

Mentimeter bietet eine kostenfreie Grundversion und eine kostenpflichtige Version, mit der mehr Umfragen erstellt werden können, an.

Abbildung 11 zeigt eine word cloud aus dem Unterricht von Frau Wöbeking.

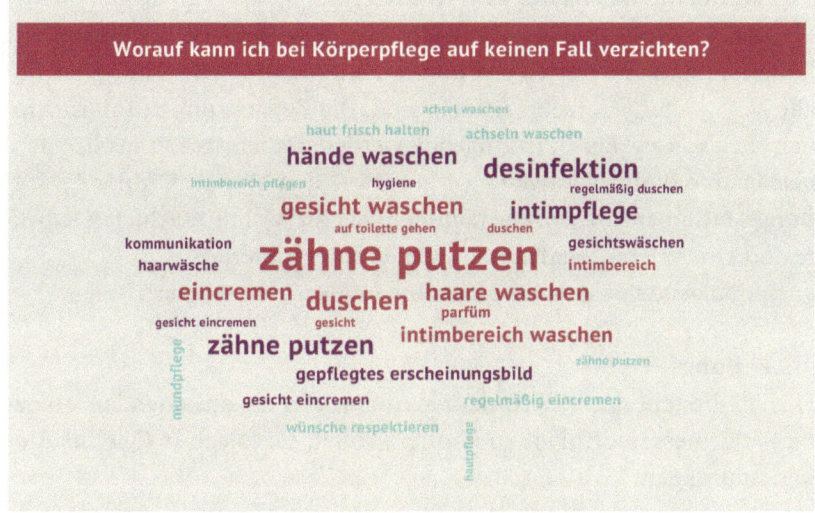

Abb. 11: Beispiel Mentimeter (eigene Darstellung, 2022)

Innerhalb des theoretischen Blockes ist ein gemeinsames Treffen aller an dem Projekt beteiligten Akteure (Klassenlehrerin, hauptamtliche PA, Stationsleitung, Auszubildende) geplant. Die genannten Beteiligten gehören zur AG „Ausbildungsstation". Im Rahmen dieses Treffens werden die schriftlich festgehaltenen Erwartungen, Wünsche und Ängste thematisiert und besprochen. Aus den gewonnenen Ergebnissen lassen sich verbindliche Vereinbarungen und zu erledigende Aufgaben ableiten. Diese werden auf weitere kleinere AGs aufgeteilt,

- die AG Leitung des Projekts,
- AG Ablauf des Projekts,
- AG Info,
- AG Hygiene und
- AG Krankheitsbilder.

Die Zusammensetzung der jeweiligen AG erfolgt durch Selbst- und Fremdeinschätzung der Auszubildenden. Der Kursleiterin bzw. der begleitenden Lehrperson obliegt allerdings ein Vetorecht.

Die drei Krankenhäuser sowie die Pflegeschule arbeiten mit der online-Plattform Moodle, auf der wichtige Informationen, Fortbildungen, etc. hinterlegt sind. Ein Vorteil von online-Plattformen, ist der, dass diese für alle Mitarbeiter jederzeit zugängig sind. Bei Bedarf können Informationen auch von zu Hause aus eingeholt werden. Daher ist es sinnvoll, einen eigens für die Ausbildungsstation vorgesehenen Moodle Ordner **Ausbildungsstation** anzulegen. Die kommenden, für wichtig erachteten Aspekte und Dokumente werden in diesem Ordner hinterlegt.

Im Folgenden werden die einzelnen AGs näher erläutert.

AG Leitung

Die AG besteht aus vier Auszubildenden. Um die anstehenden Aufgaben angemessen erfüllen zu können, sollen sie folgende Qualifikationen mitbringen:

- Aufweisung guter theoretischer Leistungen
- besitzen Konfliktfähigkeit und Objektivität
- sind empathisch und wertschätzend im Umgang mit sich und anderen
- besitzen Verantwortungsbewusstsein und sind zuverlässig

Die Leitungsarbeit wird wochenweise aufgeteilt, d. h. dass jede Auszubildende eine Woche lang die Funktion der Stationsleitung wahrnimmt. Die Leitungsfunktion wird montags bis freitags im Frühdienst eingenommen.

Eine Aufgabe der AG ist die Gestaltung des Dienstplanes der Ausbildungsstation. Sie müssen die Dienstzeiten der Teilnehmerinnen festlegen und dafür Sorge tragen, dass genügend Auszubildende in den jeweiligen Diensten anwesend sind. Hierbei werden sie den Unterschied eines Dienstplanes zu einem Wunschplan kennen und beachten lernen. Unterstützt werden sie bei dieser Aufgabe durch die eigentliche Stationsleitung. Im Vorfeld ist eine Hospitation bei ihr und einer weiteren Stationsleitung wichtig, damit die Auszubildenden der AG, zusätzlich zum theoretischen Input, in die Grundlagen der Dienstplangestaltung eingewiesen werden. Des Weiteren lernen sie auf diese Weise weitere Aufgaben einer Stationsleitung kennen. Jeweils zwei Auszubildende hospitieren gleichzeitig einen Tag bei einer Stationsleitung. Auf diese Weise können sie sich paarweise unterstützen und ergänzen. Die Termine müssen frühzeitig abgesprochen und in der praktischen Vorbereitung eingeplant werden.

Von essentieller Bedeutung ist eine enge Absprache mit der AG Ablauf, um auf anstehende Termine (z. B. Fortbildungen, Feedback-Gespräche) und auf Zeiten mit höherem Personalaufwand (z. B. Pflegevisite) angemessen reagieren zu können.

AG Ablauf

Die AG Ablauf, bestehend aus vier Auszubildenden, setzt sich mit dem Stationsablauf auseinander. Sie bringen in Erfahrung, wann welche Tätigkeit durchgeführt wird bzw. ansteht. Auch die stattfindenden Übergaben und Visiten werden erfragt, genauso wie geltende Standards der Station. Auf einer chirurgischen Station muss geklärt werden, wie die OP-Vorbereitung und Nachbereitung aussehen, in der Inneren Medizin beispielsweise die Vorgehensweise zur Vor- und Nachbereitung bestimmter diagnostischer Maßnahmen. Ebenso muss das Procedere von Aufnahmen und Entlassungen in Erfahrung gebracht werden.

Wichtig ist des Weiteren die Klärung der Aufteilung der Auszubildenden. Wird z. B. Bereichs- oder Zimmerpflege durchgeführt?

Wie bereits oben erwähnt, ist es in der AG Ablauf von essentieller Bedeutung, eine enge Absprache mit der AG Leitung abzuhalten, um auf anstehende Termine (z. B. Fortbildungen, Feedback-Gespräche) und auf Zeiten mit höherem Personalaufwand (z. B. Pflegevisite) angemessen reagieren zu können.

Die Präsentation ihrer Ergebnisse erfolgt digital aufbereitet, z. B. mittels einer Power Point-Präsentation und in einer allen Beteiligten zur Verfügung gestellten und einsehbaren Arbeitsanweisung. Diese wird im dafür vorgesehenen Moodle-Ordner hinterlegt.

AG Info

Die AG besteht aus sechs Auszubildenden und ist sowohl für die Informationsgabe an das Krankenhaus, als auch für die Informationsgabe an die Patienten und Angehörigen zuständig.

Zunächst gestalten die Auszubildenden, in Absprache mit dem BR und der Marketingabteilung, ein Informationsblatt für die Patientinnen, Pflegenden, Ärztinnen und sonstige MA des Hauses. Hierbei ist es sinnvoll, ein gesondertes Informationsblatt für die Patientinnen anzufertigen, da sich die Inhalte sicherlich unterscheiden werden. Des Weiteren wird ein Fragebogen zur Ermittlung der Patientinnenzufriedenheit benötigt. Hierzu kann der im Krankenhaus etablierte Patientinnenfragebogen verwendet werden. Die AG koordiniert die Austeilung der Fragenbögen, die Abgabe erfolgt in den vor der Station befindlichen Briefkästen. Für den Evaluationstag bereitet das Team der AG Info eine Auswertung der Fragebögen vor und teilt diese den Teilnehmern mit.

Darüber hinaus sind die Mitglieder der AG für die Erstellung des oben erwähnten Moodle Ordners verantwortlich, in dem Standards und die in der AG Krankheitsbilder erarbeiteten typischen Krankheitsbilder der Station, gesammelt sind. Im Moodle-Ordner werden des Weiteren gängige Telefonnummern des Hauses und der Auszubildenden aufgelistet. Auch stationsspezifische Besonderheiten (z. B. prä-/postoperative Pflege, Vor-/Nachbereitung von diagnostischen Interventionen, Bobath-Konzept) werden hier gespeichert.

Während der praktischen Vorbereitung koordinieren sie darüber hinaus ein Fotoshooting und Erstellen im Anschluss eine Fotowand, die für die Zeit der Durchführung auf der Station für die Patientinnen und Angehörigen ausgehangen wird. Die Fotos können im Anschluss, nach eingeholter Erlaubnis der Auszubildenden, für Marketingzwecke in den sozialen Medien genutzt werden.

AG Hygiene

Vier Auszubildende gehören der AG Hygiene an. Sie setzen sich mit den gültigen Hygienestandards des Hauses auseinander. Während der Durchführung des Projektes sind sie die ersten Ansprechpartnerinnen in Hygienefragen und nehmen die Funktion der Hygienebeauftragten ein. Außerdem organisieren sie, in Absprache mit den Hygienebeauftragten des Hauses, eine Hygieneschulung für alle Teilnehmenden. Auch in dieser AG ist es ratsam, dass jeweils zwei Auszubildende im Vorfeld jeweils einen Tag bei den Hygienebeauftragten des Hauses hospitieren, um notwendige und anfallende Aufgaben kennen zu lernen. Ebenso in diesem Fall müssen die Termine frühzeitig abgesprochen und in der praktischen Vorbereitung eingeplant werden.

AG Krankheitsbilder

Die AG Krankheitsbilder besteht aus allen teilnehmenden Auszubildenden. Ihre Aufgabe ist die Erfragung der wichtigsten Krankheitsbilder der Station. Anschließend recherchieren sie zu der Definition, den Symptomen, der Diagnostik und der Therapie und setzen sich vor allem mit den dazu gehörigen pflegerischen Interventionen auseinander. Das Ausgearbeitete wird der begleitenden Lehrperson vorgestellt und nach deren Absegnung im dafür vorgesehen Moodle-Ordner hinterlegt.

Darüber hinaus ist es wichtig, AG übergreifend Regeln für die praktische Umsetzung und den Umgang miteinander festzulegen. Diese können sein:

- Pünktlichkeit
- Zuverlässigkeit
- Wertschätzung/Empathie
- Offenheit und Konfliktfähigkeit
- Problemlösungsstrategien/-kompetenz

- Einhaltung der Hygienestandards
- Ordnungssinn

Als Abschluss des Theorie-Blockes wird ein ganztägiger Pflegeparcours mit der begleitenden Lehrkraft und der hauptamtlichen Praxisanleitung durchgeführt. Dieser dient zur Wiederholung und Einübung pflegerelevanter Tätigkeiten, wie bspw. der Wundversorgung und dem Bobath-Konzept. Im Rahmen des Parcours ist es wichtig, dass auch die Kommunikation geübt wird. Aufgrund dessen sollen Beratungs- und Anleitungssituationen integriert werden.

Der Pflegeparcours wird ausdrücklich während des Theorieblockes unter Einbeziehung von Theorie- und Praxisvertretern durchgeführt, um der elementaren Lernortkooperation Gewicht zu verleihen.

5.4.2 In der praktischen Ausbildung

Nachdem die theoretische Vorbereitung der Ausbildungsstation beschrieben wurde, wird in diesem Kapitel ein Ausblick auf die praktische Vorbereitung gegeben.

Hierbei ist zu berücksichtigen, dass nicht nur die Auszubildenden bezüglich der Aufgaben während des Projekts angeleitet werden müssen, sondern auch die Lernbegleiterinnen.

Die praktische Vorbereitung beginnt mit einer **Start-up-Veranstaltung** am ersten Tag nach dem Theorieblock. Die Teilnahme ist für alle Mitarbeiter, die direkt oder indirekt in das Projekt involviert sind, verpflichtend. Hier soll sichergestellt werden, dass alle Mitarbeiterinnen über das vorherrschende Ausbildungsverständnis und Lehrkonzept informiert sind, ihre Aufgaben kennen und bei Unsicherheiten gezielte Fragen stellen können. Auch der betriebsinterne Informationsfluss sowie die Außendarstellung durch die Öffentlichkeitsarbeit wird so erleichtert. Des Weiteren dient die Start-up-Veranstaltung einem gemeinsamen Kennenlernen.

Die Veranstaltung findet in einem großen Seminarraum statt, sodass sowohl alle teilnehmenden Auszubildenden und Lernbegleiterinnen, jeweils eine Vertreterin der Pflegeschule, des ärztlichen Dienstes, der Geschäftsführung, der Pflegedirektion, der Öffentlichkeitsarbeit, der

Jugendvertretung, des BR, der Personalabteilung, des Belegungsmanagements, des Entlassmanagements, der Hausreinigung, der Aufnahme, der Seelsorge, des Arbeitsschutzes, der Rechtsabteilung, des Datenschutzes, der EDV, der Technikabteilung, der Hygiene, des Pfortendienstes, des Hol- und Bringedienstes, des Patiententransportes als auch die Leitungen des Labors, aller Funktionsabteilungen und Pflegestationen, Platz finden. Moderiert wird die Start-up-Veranstaltung von der Projektleitung.

Weitere Inhalte sind neben dem Ausbildungsverständnis und Lehrkonzept:

- Definition Ausbildungsstation und Handlungskompetenz
- Motivation zum Projekt
- Ziele
- teilnehmende Personen
- Verantwortlichkeiten
- strukturelle Rahmenbedingungen
- Vorbereitungsprozess des Projekts
- Ablauf
- geplante Evaluation
- Chancen und Möglichkeiten für den Betrieb

Visualisiert werden die Inhalte in der Start-Up-Veranstaltung mittels Flipchartbildern, Flyern, PowerPoint und eines kurzen Werbevideos.

Im Anschluss eröffnet die Projektleiterin eine Fragerunde und bietet weitere Informationsgespräche an.

Im Rahmen der **Vorbereitung der Lernbegleiterinnen** werden alle teilnehmenden Praxisanleiterinnen in den vier Wochen vor dem Projektstart einmal in der Woche für je 3 Stunden zu einer innerbetrieblichen Schulung eingeladen. Hier werden folgende Themen wiederholt und für den Einsatz auf der Ausbildungsstation vorbereitet:

- der Ausbildungsprozess
- wichtige Aspekte des PflBG und der PflAPrV
- handlungsorientierte Methodik

- Kommunikationsmodelle und Konfliktgespräche
- Reflexionsgespräche und Bewertung
- Umgang mit den Ausbildungsdokumenten

Des Weiteren werden die Lernbegleiterinnen darüber informiert, wie die Auszubildenden in der Theorie inhaltlich auf das Projekt vorbereitet werden. Hier haben die Praxisanleiterinnen bei Bedarf die Gelegenheit, zu diesen Themenbereichen selber an Kurzseminaren teilzunehmen, um ihr Fachwissen auf den aktuellsten Stand zu bringen.

In dieser Arbeitsgruppe zur praktischen Vorbereitung entstehen auch Ideensammlungen zu Fragen, wie die Einarbeitungswoche ausgestaltet wird, wie die Auszubildenden motiviert und gelobt werden können, aber auch welche Maßnahmen genau das Teambuilding unterstützen können.

Eine der größten Herausforderung für die Praxisanleiterinnen ist es, sich während der Ausbildung im Projekt im Patientinnenkontakt zurückzuhalten. Auszubildende müssen genug Raum und Zeit bekommen, um selbstständig Entscheidungen zu treffen und handeln zu können. Ein frühzeitiges Eingreifen der Praxisanleiterinnen würde diesen Prozess beeinflussen. Daher werden hierzu einige Praxisübungen mit den Lernbegleiterinnen vollzogen.

In diesem Kontext wird die Praxisanleiterinnenrolle genau besprochen. Erwähnt werden hierbei u. a. die Wichtigkeit der Lernatmosphäre, für die in erster Linie die Lernbegleiterin die Verantwortung trägt, aber auch, dass Auszubildende angstfrei lernen sollen, um keine Blockade aufzubauen.

Grundlegend gilt, dass im Rahmen der praktischen Ausbildung auf der Ausbildungsstation neben den Patientinnen auch die Auszubildenden im Mittelpunkt stehen.

Die **Vorbereitung der Lernenden** beginnt nach der Start-up-Veranstaltung mit einer fünftägigen Vorbereitungszeit. Das bedeutet, dass die Auszubildenden nach dem Schulblock erst auf einer normalen Pflegestation eingesetzt werden, bevor sie auf die Ausbildungsstation gehen. Dafür können sie auf unterschiedliche Stationen aufgeteilt werden und werden für den Frühdienst geplant.

Die Auszubildenden nehmen hier jeden Tag von 6:00 bis 8:30 Uhr an der Übergabe und der ersten Pflegerunde aktiv teil, um sich nach dem mehrwöchigen Theorieblock wieder in der Praxis einzufinden. Eng begleitet werden sie hierbei durch die stationären Praxisanleiterinnen. Im Rahmen dieser Vorbereitungswoche können die Hospitationen bei der Stationsleitung, Hygienebeauftragten, usw. stattfinden, die in Kapitel 5.4.1 beschrieben wurden. Termine hierfür sprechen die Auszubildenden mit den jeweiligen Mitarbeiterinnen individuell selbstständig ab.

Von 8:30 bis 9:00 Uhr verbringen die Lernenden gemeinsam ihre Pause im Seminarraum, in dem ab 9 Uhr diverse Schulungen beginnen.

Inhalte der Vorbereitungstage sind:

- Pflegeaufgaben in den verschiedenen Diensten
- wichtige Mitarbeiterinnen und Ansprechpartnerinnen sowie deren Telefonnummern
- Umgang mit den technischen Hilfs- und Arbeitsmitteln wie PC, Tablet, Massimo ...
- Auseinandersetzung mit der EDV-gestützten Dokumentation; Formulierungen in der Dokumentation
- Üben qualifizierter Übergaben
- Teambildende Maßnahmen, wie das gemeinsame Frühstück, Rituale wie das gemeinsame „selbst Loben" ...
- Aufgaben delegieren und Prioritäten setzen
- Integration von Prophylaxen in die Pflege
- Blitzlicht zu Sorgen und Ängsten der Auszubildenden
- Praxisübungen zu Themen, die die Auszubildenden selbst wählen (z. B. Umgang mit dem ZVK, Injektionen, Verbandwechsel (VW), Verabreichen von Sondenkost)

Die Themenwahl hiervon und die jeweilige Zeiteinteilung ergibt sich nach den Bedürfnissen der Gruppe.

Des Weiteren werden folgende Fortbildungen in der Vorbereitungswoche angeboten:

- Datenschutz
- ggf. EDV und IMEDONE
- Brandschutzunterweisung
- Umgang mit Gefahr- und Biostoffen
- Hygiene
- Einweisung in Medizinprodukte, wie Infusomaten, etc.

Diese Fortbildungen werden in Kleingruppen durchgeführt, sodass auf alle Individualitäten Rücksicht genommen werden kann.

Der Dienst endet in der Vorbereitungswoche jeden Tag um 14:12 Uhr mit einer gemeinsamen Reflexionsrunde.

Am letzten Tag der Vorbereitung findet eine kleine Veranstaltung statt, bei der Vertreterinnen der Praxisanleitung, Pflegedirektion, Jugend- und Auszubildendenvertretung und Betriebsrat, Seelsorge, Pflegeschule und der Öffentlichkeitsarbeit zu Gast sind. Ziel ist es, die Auszubildenden bei einem gemeinsamen Kaffee und einigen Snacks zu motivieren und zu bestärken, die kommenden Aufgaben als freudige Herausforderung zu sehen. Das gemeinsame Auftreten soll signalisieren, dass das Projekt und damit das handlungsorientierte Lernen in der Pflege von allen Abteilungen des Ausbildungsträgers unterstützt wird.

5.5   Umsetzung

Wie in Kapitel 5.3 beschrieben, werden die Auszubildenden im dritten Ausbildungsdrittel für einen Zeitraum von vier Wochen auf einer ausgewählten und eigens dafür vorbereiteten Ausbildungsstation eingesetzt. Nach der einwöchigen Vorbereitungszeit und einer Einarbeitungsphase übernehmen die Auszubildenden eigenverantwortlich und selbstständig die Versorgung einer Gruppe von bis zu 30 Patientinnen. In diesem Rahmen sind sie neben der Versorgung auch für die eigenständige Arbeitsorganisation zuständig. Ziel der Ausbildungsstation ist die Förderung der Handlungskompetenz. Fachkompetente Unterstützung erhalten sie von hauptamtlichen und dezentralen PAs, Pflegefachkräften und Pflegeexpertinnen der Station und einer Lehrkraft. Die genannten Mitarbeiterinnen sorgen darüber hinaus für die Gewährleistung der Patientinnenversorgung und deren Sicherheit.

Die Umsetzung der Ausbildungsstation ist in fünf Phasen unterteilt:

- Planungsphase
- Vorbereitungsphase
- Einarbeitungsphase
- Umsetzungsphase
- Evaluationsphase

Die **Planungsphase** beginnt vier Monate vor dem Einsatz auf der Ausbildungsstation. Der Zeitraum ist so gewählt, da sich vor der Umsetzung noch die theoretische und praktische Vorbereitung anschließt. Die Projektleitung, die Kursleitung, die PA und die Auszubildenden treffen in dieser Phase die nötigen Vorbereitungen. In der übergeordneten AG Ausbildungsstation bringen alle Beteiligten ihre Wünsche und Erwartungen mit ein. Innerhalb dieser Phase finden Aushandlungsprozesse statt, aus denen sich konkrete Vorbereitungsaufgaben ableiten. Darüber hinaus werden die Inhalte der untergeordneten AGs benannt, deren Einteilung die Auszubildenden während der theoretischen Vorbereitung vornehmen.

Die **Vorbereitungsphase** gliedert sich in die theoretische und die praktische Vorbereitung. Im Rahmen der Theorie findet ein 232 UE umfassender Unterrichtsblock statt. Dieser beinhaltet wichtige LE, die die Auszubildenden auf die Ausbildungsstation vorbereiten. Die LE sind nach curricularen Vorgaben ausgewählt. Des Weiteren werden im Unterrichtsblock die einzelnen Mitglieder der AGs festgelegt und deren Aufgaben besprochen und zum Teil bearbeitet. Die theoretische Vorbereitung endet mit einem lernortübergreifenden Pflegeparcours, an dem neben den Auszubildenden und der begleitenden Lehrkraft auch die hauptamtliche Praxisanleitung teilnimmt.

Die praktische Vorbereitung teilt sich in die Vorbereitung der Lernbegleiterinnen und die Vorbereitung der Auszubildenden auf, um auf diese Weise alle Beteiligten bestmöglich auf die anschließende Umsetzung vorzubereiten.

Die Praxisanleiterinnen nehmen im Rahmen ihrer Vorbereitung in den vier Wochen vor Projektstart einmal wöchentlich an einer jeweils dreistündigen innerbetrieblichen Schulung teil. Die Inhalte erstrecken sich u. a. über den Umgang mit den Ausbildungsdokumenten und den Ausbildungsprozess sowie über wichtige Aspekte des PflBG & der PflAPrV. Darüber hinaus dient die Vorbereitungsphase der Lernbegleiterinnen auch dazu, sich ihrer Rolle auf der Ausbildungsstation bewusst zu werden. Sie müssen verinnerlichen, dass sie sich im Patientinnenkontakt zurückhalten müssen, sodass die Auszubildenden selbstständig Entscheidungen treffen lernen.

Die Vorbereitung der Lernenden erstreckt sich insgesamt über fünf Tage und beginnt an einem Montag. Die Lernenden werden innerhalb ihrer Vorbereitung jeweils im Frühdienst auf einer normalen peripheren Pflegestation eingesetzt und durchlaufen den kompletten Tagesablauf mit dem Status einer Auszubildenden. Auf diese Weise kommen sie nach dem Theorieblock wieder in der Praxis an und können sich auf die selbstständige Übernahme einer Station vorbereiten. Im Rahmen dieser Tage erfolgen z. B. auch die geplanten Hospitationen der AG Leitung und AG Hygiene. Des Weiteren finden diverse Schulungen statt, deren Inhalte sich u. a. mit der Schulung der EDV-gestützten Dokumentation, der Integration von Prophylaxen in der Pflege und dem Üben von Übergaben beschäftigen. Auch Fortbildungen, wie die Brandschutzunterweisung, der Umgang mit Gefahr- und Biostoffen und die Hygieneschulung werden integriert. Am letzten Tag der Vorbereitung kommen noch einmal alle Praxisanleiterinnen und Auszubildenden sowie Vertreter der Jugendauszubildendenvertretung (JAV), des BR, der PD und weitere zusammen, um bei einem gemeinsamen Frühstück über die anstehenden Aufgaben zu sprechen und den Auszubildenden Mut zu machen.

Am Freitag vor der Vorbereitung der Lernenden findet für alle Teilnehmenden und Vertreter einzelner Bereiche eine geplante **Start-up-Veranstaltung** statt.

Sie dient neben dem Kennenlernen der Vermittlung einzelner Inhalte. Die Definition der Ausbildungsstation und die Begrifflichkeit der Handlungskompetenz wird dargelegt. Darüber hinaus werden auch die Ziele sowie die strukturellen Rahmenbedingungen erläutert. Auch der Vorbereitungsprozess sowie der Ablauf und die abschließende Evaluation wird den Anwesenden veranschaulicht. Dies erfolgt sowohl mit analogen als auch digitalen Medien.

Die Start-up-Veranstaltung ist für alle Teilnehmenden gewinnbringend, insbesondere für Vertreterinnen der Aufnahme, des Labors, der Funktionsabteilungen, des Patientenbegleitdienstes, etc. Aufgrund der Situation der Ausbildungsstation werden sich u. U. zeitliche Veränderungen ergeben. Dies ist für die genannten Bereiche eine wichtige Information, die sie für ihre Arbeit benötigen.

Den Anschluss an die Vorbereitungsphase bildet die **Einarbeitungsphase** der Auszubildenden auf der Ausbildungsstation. Diese Phase dauert ebenfalls fünf Tage und findet von Montag bis Freitag statt.

Innerhalb der Einarbeitungsphase werden die Auszubildenden von den für die Ausbildungsstation ausgewählten MA in die Arbeitsabläufe eingewiesen und entsprechend ihren individuellen Fähigkeiten angeleitet. Die Patientenversorgung findet im Rahmen der Einarbeitungsphase bereits durch die Auszubildenden statt, sie werden hier jedoch noch sehr engmaschig durch die PA begleitet und erhalten zu diesem Zeitpunkt noch viel Hilfestellung bei Bedarf. Die Aktivität der PA ist dementsprechend noch relativ hoch. Aufgrund dieses Aufwandes ist die Personalbemessung innerhalb der Einarbeitungsphase erhöht, wie Tabelle vier zu entnehmen ist.

In der folgenden **Umsetzungsphase** ziehen sich die Anleitenden weitgehend zurück. Sie fungieren in dieser Phase „nur" als Lernbegleiterinnen, Motivatorinnen, Patientinnenfürsprecherinnen und nehmen eine beobachtende Rolle ein. Immer im Fokus haben sie allerdings die Patientinnensicherheit und das Wohlergehen der Patientinnen. Zusätzlich anfallenden Aufgaben, wie z. B. die Planung von Kurzfortbildungen oder Schulungen widmen sich die einzelnen AGs. Die jeweiligen Zuständigkeiten sind durch die Inhalte der AGs geregelt und geklärt.

Die Beurteilung der Qualität der pflegerischen Arbeit erfolgt automatisch, da die Auszubildenden kontinuierlich durch die Lernbegleiterinnen betreut werden. Weitere Maßnahmen zur Beurteilung der Pflegequalität stellen die Patientinnenfragebögen und einmal wöchentlich stattfindende

Teamsitzungen sicher. Die Teamsitzungen bilden den Rahmen für gegenseitiges Feedback. Die Dienstübergabe vom Früh- zum Spätdienst erfolgt am Patientinnenbett. Die Übergaben vom Spät- zum Nachtdienst und vom Nacht- zum Frühdienst erfolgen im Stationszimmer unter Zuhilfenahme der Tablet-PCs mit der dazugehörigen digitalen Patientinnenakte. Am Ende jeden Dienstes wird eine Blitzlicht-Reflexion abgehalten. Diese dient zur Klärung von Über- und Unterforderung. Für die Blitzlicht-Reflexion sind max. 15 Minuten zu veranschlagen.

Innerhalb der Umsetzungsphase ist es wichtig, die Auszubildenden in ihrem Tun zu bestärken und sie zu motivieren. Dies geschieht durch die in Kapitel 3.6.2 vorgestellten Methode **Sich selbst loben**. Die Auszubildenden und Lernbegleiterinnen stellen sich dafür zu Beginn jedes Dienstes in einen Kreis. Zuerst nennt jeder Teilnehmer eine seiner Stärken, anschließend nennt jeder eine Stärke zur Person zu ihrer Linken. Abschließend wird gemeinsam der Satz aufgesagt: „Wir leisten gute Arbeit und versorgen die Patientinnen bestmöglich".

Das Projekt endet mit der **Evaluationsphase**. Am Evaluationstag wird der gesamte Prozess von allen Beteiligten mündlich und schriftlich evaluiert. Dies geschieht nach einem dokumentierten Prozess und beinhaltet u. a. auch die Vorstellung der Ergebnisse der Patientinnenfragebögen. Eine detaillierte Beschreibung der Evaluation erfolgt in Kapitel 5.6.

Damit die Auszubildenden als Teilnehmende der Ausbildungsstation direkt wahrgenommen werden, haben die Autorinnen mit der Unterstützung eines Mediengestalters neben dem Namen des Projekts auch ein Logo entwickelt. Dieses wird zum einen auf allen Dokumenten und der Fotowand hinterlegt, zum anderen wird daraus ein Ansteck-Button angefertigt, den alle Beteiligten sichtbar an ihrem Kasack tragen. Abbildung 12 zeigt das entwickelte Logo in zwei verschiedenen Farben.

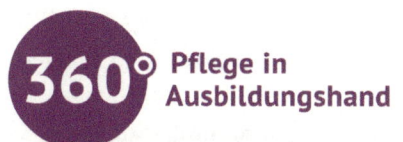 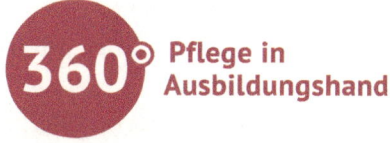

Abb. 12: Logo des Projekts 360° – Pflege in Ausbildungshand[146]

5.6 Evaluation

Die **Evaluation** findet am Freitag der letzten Projektwoche um neun Uhr in den Räumlichkeiten der Pflegeschule statt. Diese bietet neben einem großen Klassenraum auch kleinere Räume für evtl. Kleingruppenarbeiten. Die Zeitdauer richtet sich individuell nach den Teilnehmerinnen und dem generellen Bedarf. Teilnehmerinnen sind neben den Auszubildenden die begleitende Lehrperson, die hauptamtlichen Praxisanleiterinnen, eine Vertreterin der dezentralen Praxisanleiterinnen und die Stationsleitung.

Sie beginnt mit einem gemeinschaftlichen Frühstück. Im Anschluss findet der offizielle Teil der Evaluation statt. Diese gliedert sich in folgende Punkte:

- Erwartungen / Wünsche
  - ◦ Welche Erwartungen gab es vor dem Projekt?
  - ◦ Welche Wünsche wurden vor dem Projekt geäußert?
  - ◦ Welche positiven bzw. negativen Gedanken hatten die Teilnehmenden vor dem Start?
- Planung
  Hinsichtlich der Planung sollte eine Differenzierung nach Gruppen stattfinden.
  1. Auszubildende (aufgeteilt in die jeweiligen AGs)
  2. Schule
  3. Praxis
  - ◦ Wieviel Zeit beanspruchte die Planung?
  - ◦ Reichte die veranschlagte Zeit zur Planung?
  - ◦ Wie ist die Planung verlaufen?

---

146 Filipe, 2022

- ◦ Wie gestaltete sich die Planung in den einzelnen AGs?
- ◦ Welche positiven als auch negativen Aspekte lassen sich festhalten?
- ◦ Wie verlief die interprofessionelle Kommunikation?
- Durchführung
  - ◦ Wie sah die Handlungskompetenz im Allgemeinen aus?
  - ◦ Wie werden Ablauf und Organisation eingeschätzt?
  - ◦ Inwieweit hatten die Auszubildenden ein Mitspracherecht? Wurde es genutzt und wie stark war ihre Einflussnahme?
  - ◦ Wie wird die Begleitung der Praxisanleiterinnen eingeschätzt?
  - ◦ Wie bewerten diese die Auszubildenden?
  - ◦ Wie wird die Begleitung der Lehrkraft gesehen?
  - ◦ Wie bewertet diese die Auszubildenden?
  - ◦ Stimmen Selbst- und Fremdeinschätzung überein?
  - ◦ Wie verlief die interprofessionelle Kommunikation während der Durchführung?
  - ◦ Wurde auf die Bedürfnisse und Wünsche der Patientinnen und deren Bezugspersonen eingegangen?
  - ◦ AG Info stellt die Auswertung der Patientinnenfragebögen vor.
- Ergebnis
  - ◦ Inwieweit hatte die Ausbildungsstation Einfluss auf die Handlungskompetenz?
  - ◦ Welche Aspekte konnten intensiviert werden?
  - ◦ Woran muss noch gearbeitet werden?
  - ◦ Wie wird die Vorbereitung auf das bevorstehende Examen eingeschätzt?
  - ◦ Wie war der Umgang miteinander?
- Verbesserungen
  - ◦ Welche Verbesserungsvorschläge für das nächste Projekt lassen sich festhalten?
  - ◦ Welche Aspekte müssen berücksichtigt werden, um die Handlungskompetenz besser zu fördern?

Die Ausarbeitung der einzelnen Überpunkte können, je nach Gruppengröße, in Kleingruppen erstellt werden.

Die Ergebnisse werden schriftlich festgehalten und im Anschluss allen Teilnehmenden in digitaler Form zur Verfügung gestellt.

Der PD werden die Evaluationsergebnisse im Anschluss zur Verfügung gestellt. Eine Teilnahme der PD am Evaluationsgespräch ist nicht angebracht, da die Evaluation in einem geschützten Rahmen stattfinden soll, in welchem die Auszubildenden ihre ehrliche Meinung äußern sollen und konstruktive Kritik üben dürfen.

Um allen Beteiligten die notwendige Wertschätzung ihrer Arbeit entgegenzubringen, lädt die PD die Teilnehmer, die JAV, den BR und die Öffentlichkeitsarbeit schriftlich zu einer Abschlussveranstaltung ein. Ein gemeinsames Pizza-Essen bildet den Rahmen für einen konstruktiven Austausch untereinander und rundet das Projekt ab.

Die Öffentlichkeitsarbeit hat hierbei die Möglichkeit, Fotos zu machen und Interviews mit den Auszubildenden zu führen, um die Ergebnisse des Projektes für alle Mitarbeiter transparent zu machen.

5.7 Interprofessionelle Umsetzung

Über die bereits beschriebene monoprofessionelle Planung ist auch eine interprofessionelle Umsetzung einer Ausbildungsstation möglich. In diesem Fall würden zu den Auszubildenden der Generalistik noch PJler oder ggf. auch Auszubildende der Physiotherapie eingesetzt werden.

Eine erstmalige Etablierung macht nach Meinung der Autorinnen allerdings zunächst im kleineren Rahmen Sinn. Nach erfolgreicher Umsetzung und angemessener Evaluation mit Schwachstellenbeseitigung, kann mit der Planung weiterer zu involvierender Berufsgruppen gestartet werden.

In dieser Arbeit wird deshalb noch auf die ferner zu beachtenden Aspekte bei der Integrierung von PJlerinnen eingegangen.

PJlerinnen sollen die im Medizinstudium erworbenen Kenntnisse, Fertigkeiten und Fähigkeiten in der Praxis anwenden lernen und vertiefen. Unter Anleitung führen sie ärztliche Verrichtungen durch.[147]

Unumgänglich ist die Prüfung, ob eine Umsetzung zeitlich möglich ist. Im Vorfeld muss daher geprüft werden, ob Semesterferien oder Pra-

---

147 ÄAPPO, 2002, § 3

xiszeiten mit den Zeitpunkten der stattfindenden Ausbildungsstation praktikabel sind.

In der Durchführung ist eine PJlerin auf der interprofessionellen Ausbildungsstation, je nach Fachrichtung, für zwei bis sechs Patientinnen zuständig. Die regulären Dienstzeiten sind montags bis freitags von 08:00–16:15 Uhr. Anschließend sowie an den Wochenenden übernimmt die Stationsärztin oder die Oberärztin die Betreuung der Patientinnen. Während ihrer Dienstzeit werden sie von zwei Stationsärztinnen betreut. Gegebenenfalls können ein bis zwei Medizinbegleiterinnen der Universität die Begleitung komplettieren. Dies muss im Vorfeld mit der jeweiligen Fakultät der Universität besprochen und geplant werden. Jede PJlerin benötigt ein eigenes Mobiltelefon, ein Tablet-PC sowie zusätzlich die bereits in Kapitel 5.3 beschriebene E-Mail-Adresse, einen Zugang zum Patientinnensystem, usw. Auch jede PJlerin soll ihre Arbeit täglich in einer Blitzlicht-Reflexion zu Ende des Dienstes reflektieren.

Bezüglich der Evaluation sind die PJlerinnen und Ärztinnen in die Abschlussevaluation miteinzubeziehen. Die Evaluationsaspekte sind gleichbleibend zur monoprofessionellen Ausbildungsstation, sie werden lediglich um folgende Fragestellungen erweitert:

- Evaluation: Wie wird die Begleitung der Ärztinnen bewertet?
- Wie bewerten diese die PJlerinnen?
- Konnten die verschiedenen Berufsgruppen etwas voneinander lernen?
- Wie empfanden sie die interprofessionelle Kommunikation?

Interprofessionelle Ausbildungsstationen bieten den Vorteil des peer-teaching. Die Lernenden der unterschiedlichen Professionen leiten sich in diesem Fall gegenseitig in einzelnen Aspekten ihrer Arbeit an. Diese Art der Wissensvermittlung dient u. a. dem besseren Verständnis untereinander. Die einzelnen Professionen verinnerlichen, wie aufwendig die jeweilige Arbeit des anderen ist, Ängste und Unsicherheiten können auf diese Weise allerdings auch besser nachempfunden werden. Das berufliche Selbstverständnis sowie das berufliche Verständnis für andere wird gefördert. Die Essenz daraus ist eine Steigerung der interprofessionellen

Kommunikation und damit verbunden eine Steigerung der Arbeitsleistung. So kann interprofessionelle Zusammenarbeit bspw. zu einer Verbesserung der Visite führen, indem die Professionen der Ärztinnen, Pflegende, Physiotherapeutinnen und Ergotherapeutinnen Hand in Hand zusammenarbeiten und die Patientin als Ganzes wahrnehmen, versorgen und behandeln.

Gerade die Etablierung von interprofessionellen Ausbildungsstationen wird in Deutschland durch verschiedene Stiftungen, wie z. B. der Robert-Bosch-Stiftung oder dem Bundesministerium für Bildung und Forschung, gefördert. Kapitel 5.8 beschreibt daher exemplarisch die Anschubförderung durch die Robert-Bosch-Stiftung, wie die Förderung konkret aussieht und wie ein Förderantrag gestellt wird.

5.8   Finanzierung

Die Robert-Bosch-Stiftung bietet zwei Wege zur Förderung an. Zum Einen kann sich ein Überblick verschafft werden, welche Projekte bereits gefördert werden und schauen, ob eines dieser Projekte zur eigenen Konzeption passt. Zum Anderen kann auch direkt eine Förderanfrage mit Vorstellung des eigenen Vorhabens erfolgen.[148]

Zuerst werden die Schritte beschrieben, die zum Überblick führen. Als ersten Schritt wählt man unter drei vorgegebenen Fördergebieten aus – Bildung, Gesundheit und globale Fragen. Im Anschluss daran muss die Zielgruppe konkretisiert werden. Werden in diesen beiden Schritten die Bereiche *Gesundheit* und *Krankenhäuser und Pflegeeinrichtungen* ausgewählt, gelangt man zur Übersicht der geförderten Projekte. Unter „Operation Team – Interprofessionelles Lernen" wird sowohl ein Einblick über die Intention, als auch eine Übersicht der geförderten Projekte gegeben. Ziel des Projektes ist die Wandlung von monoprofessioneller hin zu einer interprofessionellen Bildung und die Verankerung interprofessioneller Lehrangebote in den Gesundheitsberufen.[149] Wer bereits in der Ausbildung bzw. im Studium an die Kooperation der unterschiedlichen Berufs-

---

148 Robert-Bosch-Stiftung, 2022, o. S.
149 Robert-Bosch-Stiftung, 2022, o. S.

gruppe herangeführt wird, hat im späteren Berufsleben deutlich mehr Erfolg in der interprofessionellen Zusammenarbeit. 17 Kooperationsprojekte, u. a. HIPSTA Heidelberg, NIPSTA Nürnberg und IPA PÄD Freiburg, wurden in den letzten Jahren mit insgesamt rund 2,9 Mio. Euro unterstützt. Seit 2013 unterstützt die Robert-Bosch-Stiftung bereits Projekte zu Förderung der interprofessionellen Zusammenarbeit. Aktuell werden sieben interprofessionelle Lehrprojekte gefördert.[150]

Als zweite Variante besteht, wie bereits erwähnt, die Möglichkeit, eine direkt Förderanfrage zu stellen. Voraussetzung für eine Förderung ist die Kompatibilität des eigenen Vorhabens mit den von der Robert-Bosch-Stiftung getroffenen Themen und Fördergrundsätze.[151] Die eigenen Ziele müssen hierbei signifikant beschrieben werden. Das Verfahren zur Antragsstellung ist in zwei Stufen gegliedert. Als erstes wird die Projektidee als Anfrage gestellt. Eine Rückmeldung seitens der Stiftung erfolgt i. d. R. nach etwa vier Wochen. Erst wenn entschieden wurde, dass die Idee den Grundsätzen entspricht, kann ein Projektantrag gestellt werden. All dies geschieht digital. Abbildung 13 veranschaulicht die Vorgehensweise des gesamten Prozesses.

---

150 Robert-Bosch-Stiftung, 2022, o. S.
151 Robert-Bosch-Stiftung, 2022, o. S.

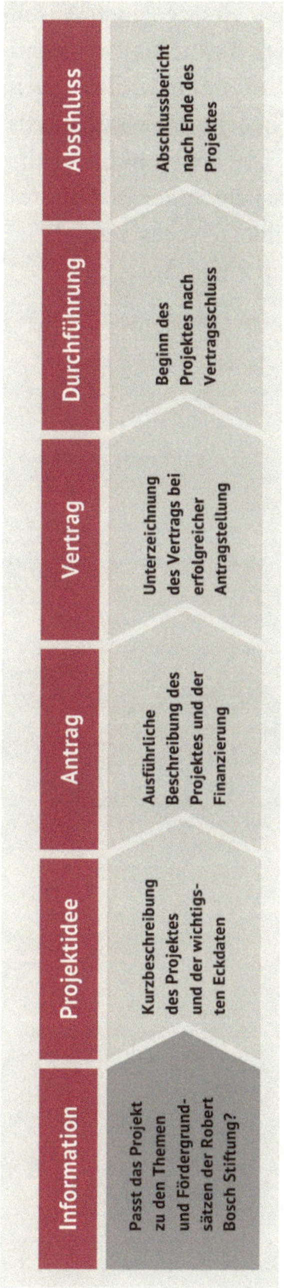

Information	Projektidee	Antrag	Vertrag	Durchführung	Abschluss
Passt das Projekt zu den Themen und Fördergrund-sätzen der Robert Bosch Stiftung?	Kurzbeschreibung des Projektes und der wichtigs-ten Eckdaten	Ausführliche Beschreibung des Projektes und der Finanzierung	Unterzeichnung des Vertrags bei erfolgreicher Antragstellung	Beginn des Projektes nach Vertragsschluss	Abschlussbericht nach Ende des Projektes

Abb. 13: Verfahren Förderantrag[152]

152 Robert-Bosch-Stiftung, 2022, o.S.

Kapitel fünf hat sich intensiv mit der Etablierung einer eigenen Ausbildungsstation beschäftigt und detailliert sowohl das Ausbildungsverständnis, das Lehrkonzept, die Ziele, die strukturellen Rahmenbedingungen, die Vorbereitung der Auszubildenden in der Theorie sowie der Praxis und die anschließende Umsetzung beschrieben. Des Weiteren haben die Autorinnen einen kurzen Einblick in die Etablierung einer interprofessionellen Ausbildungsstation und Finanzmöglichkeiten dieser gegeben.

In Kapitel sechs möchten die Autorinnen nun einen Ausblick geben, welche weiteren Möglichkeiten das Projekt *360° – Pflege in Ausbildungshand* noch bietet.

6   Ausblick

In den vorangegangenen Kapiteln dieser Arbeit wird deutlich, wie unterschiedlich Ausbildungsstationen konzipiert und durchgeführt werden können. Dies ist in erster Linie von den Zielen und dem Ausbildungsverständnis des Ausbildungsträgers abhängig.

Die Methode „Ausbildungsstation" bietet viele Möglichkeiten für die Entwicklung der Handlungskompetenz von Auszubildenden, für den Pflegeberuf selbst sowie für die Ausbildungsträger, die sich auf diesen Weg einlassen.

In dieser Arbeit wurde zunächst ein Konzept erstellt, welches dafür geeignet ist, möglichst schnell, ohne große Änderungen von Rahmenbedingungen in die angeschlossenen Verbundkrankenhäuser der Pflegeschule der Knappschaft Kliniken implementiert zu werden.

Bezugnehmend auf das beschriebene Konzept könnten folgende Überlegungen bei einer erneuten Umsetzung des Projektes verändert werden.

Zum einen kann die **Dauer** der Umsetzung ausgeweitet werden. Hier besteht die Möglichkeit, die Lernenden länger als vier Wochen am Stück auf der Ausbildungsstation einzusetzen, oder mehrfach für einen Zeitraum von vier bis zehn Wochen. Auch eine dauerhafte Implementierung der Ausbildungsstation wäre denkbar. Was bedeuten würde, dass eine ausgewählte Station kontinuierlich mit Pflegefachpersonal und Praxisanleiterinnen als festes Stationsteam besetzt wäre und kontinuierlich abwechselnd Ausbildungskurse hier für Pflicht- und Wunscheinsätze eingesetzt werden. Auf diese Weise können mehr Auszubildende von der Teilnahme an der Ausbildungsstation profitieren.

Des Weiteren ist es möglich, das Lernangebot der Ausbildungsstation für **unterschiedliche Ausbildungswissensstände** anzubieten. In diesem Fall würden auch Auszubildende im ersten und zweiten Ausbildungsdrittel an der Umsetzung teilnehmen. Dies bietet den Vorteil, dass sich die Auszubildenden mittels peer-teaching kursübergreifend unterstützen können, voneinander lernen und die Anleitungs- und Beratungsfähigkeiten untereinander trainiert werden. Da auf der Ausbildungsstation kontinuierlich Praxisanleitung über den gesamten Dienst vollzogen wird, kann die gesetzliche Vorgabe von mindestens 10 % Anleitungszeit pro Einsatz auf jeden Fall für jede Auszubildende sichergestellt werden.

Auch die Einbeziehung **externer Auszubildender**, die im Rahmen ihrer Ausbildung den 400 Stunden umfassenden akutstationären Pflichteinsatz in einem Krankenhaus absolvieren müssen, könnten ihren Einsatz auf der Ausbildungsstation verrichten. So würde man sich als Kooperationspartner für andere Pflegeeinrichtungen interessant machen und ggf. als potenzieller Arbeitgeber nach der Pflegeausbildung auftreten.

Im Rahmen der **Praxisanleiterweiterbildung**, die in den genannten Verbundkrankenhäusern der Knappschaft Kliniken jedes Jahr stattfindet, kann die Ausbildungsstation dabei helfen, den Pflegekräften, die sich berufspädagogisch weiterbilden, ihre theoretischen erlernten Kenntnisse hier zu vertiefen, auszuprobieren und sich von den sehr erfahrenen Praxisanleiterinnen, die hier arbeiten, unterstützen zu lassen. Praxisaufgaben können hier durchgeführt und begleitet werden, Anleitungen können in ruhiger Atmosphäre geplant und durchgeführt werden und es sind immer ausreichend Auszubildende vor Ort, um den Umgang und Gespräche zu üben. Die Praxisanleiterinnenweiterbildung wäre nicht mehr so theorielastig. Ein gutes Gleichgewicht zwischen Theorie und Anleitungspraxis ermöglicht den Teilnehmern der Weiterbildung, die pädagogischen Inhalte direkt zu üben.

Mit einer Berufspädagogin im eigenen Betrieb, wäre es sogar unter bestimmten Voraussetzungen möglich, die Weiterbildung zur Praxisanleiterin für die eigenen Mitarbeiterinnen selbst anzubieten. Ohne betriebsfremde Bildungseinrichtung könnten so Kosten gespart werden und mehr

Flexibilität in Bezug auf Häufigkeit einer Weiterbildung, Kursgröße, Zeiträume sowie Inhalte, Methodik und Lehrmittel erreicht werden.

Auch die **gesetzlich geforderte Fortbildung** von 24 Stunden pro Jahr, die jede Praxisanleiterin seit 2020 absolvieren muss, könnte in das Projekt *360° – Pflege in Ausbildungshand* eingebunden werden. Einzelne Fortbildungsstunden könnten durch eine Berufspädagogin oder die Lehrkraft in Kleingruppen auf der Ausbildungsstation stattfinden. Hier besteht die Möglichkeit, auch die Pflichtfortbildung der Praxisanleiterinnen handlungsorientiert zu gestalten, indem die Teilnehmerinnen selbst Inhalte und Methoden auswählen können, die den individuellen Bedarf abdecken. Während der Schulung können Praxisphasen eingebaut werden, bei denen die Praxisanleiterinnen das Erlernte direkt mit den Auszubildenden auf der Ausbildungsstation ausprobieren und umsetzen. Auch für die organisatorische Planung der einzelnen Dienstpläne der Stationen wäre dies von Vorteil. Die Praxisanleiterinnen können so für einzelne Tage, an denen ausreichend Pflegepersonal vorhanden ist, für die Fortbildung freigestellt werden, ohne dass dies zu Personalengpässen auf der Station führt.

Fachliche innerbetriebliche Fortbildungen können auf der Ausbildungsstation von Auszubildenden oder in Zusammenarbeit mit dem examiniertem Pflegefachpersonal der Ausbildungsstation vorbereitet und durchgeführt werden. Hieran können alle interessierten Mitarbeiterinnen des Ausbildungsträgers nach Anmeldung teilnehmen. Auf diese Weise werden die kommunikative- und methodische Kompetenz erweitert, der Umgang mit digitalen Medien geschult sowie das selbstbewusste Auftreten vor einer Gruppe geübt. Inhalte sind auch hier individuell besser auf die Bedürfnisse der Teilnehmerinnen abstimmbar, da die eigenen Mitarbeiterinnen diese in der Regel selber benennen können oder so gut untereinander vernetzt sind, dass Probleme oder Fragestellungen schneller ermittelt werden können als von Kolleginnen fremder Berufsgruppen.

In Bezug auf das Thema **Personalakquise** können Schulpraktikantinnen, FSJ-lerinnen und Bundesfreiwilligendienstleisterinnen die Chance bekommen, Pflege auf der Ausbildungsstation kennen zu lernen. Sie könnten an einem geplanten „Praktikantinnenprogramm" teilnehmen, bei dem sie für eine bestimmte Zeit von Auszubildenden aus dem dritten

Ausbildungsdrittel angeleitet werden und ggf. sogar Schulungen erhalten. Auf diese Weise lernen die Teilnehmerinnen nicht nur den Pflegeberuf kennen, sondern auch den Ausbildungsbetrieb mit seinen zugrunde liegenden Werten und dem Ausbildungsverständnis.

Auch für bereits examiniertes Personal, welches sich im Rahmen einer Bewerbung für eine Hospitation interessiert, kann die Ausbildungsstation ein Vorteil sein. Der Personalschlüssel der examinierten Pflegepersonen lässt hier in der Regel eine bessere Betreuung zu als auf anderen Stationen, was zur höheren Zufriedenheit der Hospitantinnen führen wird, wenn sie einen umfassenderen Einblick in den ggf. zukünftigen Betrieb bekommen.

Eine weitere Idee betrifft die AG-Bildung im Rahmen der theoretischen Ausbildung. Die Teamzusammensetzung der einzelnen AGs obliegt im beschriebenen Konzept der Eigen- und Fremdeinschätzung der Auszubildenden. Die begleitende Lehrkraft hat abschließend allerdings ein Vetorecht. Eine Alternative wäre die Durchführung eines **Bewerbungsverfahrens**, um die Teammitglieder festzulegen. Dies kann z. B. so aussehen, dass jede Auszubildende eine kleine Präsentation vorbereiten muss, in welcher sie ihre Intentionen und Stärken beschreibt, warum sie als Mitglied für das jeweilige Team geeignet ist. Die Projektleitung und die begleitende Lehrkraft würden in diesem Fall das Bewerberinnengremium darstellen. Diese Methode der Auswahl hat den Vorteil, dass sich die Auszubildenden bereits im Vorfeld intensiv mit den Inhalten der AGs sowie mit den eigenen Charaktereigenschaften und Fähigkeiten auseinandersetzen. Im Idealfall erkennen die Auszubildenden selbst, ob diese für die gewählte Wunsch-AG förderlich oder vielleicht sogar hinderlich sind. Auch für evtl. Bewerberverfahren oder Auswahlgespräche nach erfolgreich abgeschlossener Ausbildung ist dies eine wertvolle Übung.

Auch für Auszubildende mit **sprachlichen Schwierigkeiten** und Teilnehmerinnen von **Anerkennungslehrgängen** ist der Einsatz auf der Ausbildungsstation eine Chance, besser in dem Pflegeberuf in der Bundesrepublik Fuß zu fassen. Durch den erhöhten Personalschlüssel sowie die kontinuierliche Begleitung und Anleitung der Teilnehmenden fühlen sie sich sicherer und bekommen Hilfestellungen in Situationen, wo sie wegen sprachlicher Defizite sonst an ihre Grenzen stoßen würden.

In den oben genannten Krankenhäusern sind die Stationen überwiegend traditionell organisiert.

Wenn die Autorinnen dieses Projekt weiterdenken, kann dazu übergegangen werden, das Patientinnenklientel und die lernenden Berufsgruppen heterogener zu gestalten.

Das würde bedeuten, dass dort nicht nur angehende Pflegekräfte ausgebildet werden, sondern auch bspw. Ärztinnen im Praktikum, Physiotherapeutinnen, Kaufleute im Gesundheitswesen und medizinisch-technische Angestellte. Auf einer **interprofessionellen Ausbildungsstation** können alle gemeinsam lernen, sich gegenseitig unterstützen und ganzheitliche Patientinnenversorgung leben, natürlich immer mit der Unterstützung von fachpädagogischem Personal. Dies würde zusätzlich noch die interdisziplinäre Kompetenz fördern und bewirken, dass alle Berufsgruppen lernen, die jeweils andere Expertise zu nutzen, um gemeinsame Ziele für die Patientinnen zu erreichen. Eine solche Umsetzung wurde bereits in Kapitel 5.7 kurz beschrieben.

Die innovativste Idee der Autorinnen wäre, eine **„generalistische" Ausbildungsstation** zu eröffnen.

Hier würden Patientinnen aller Altersgruppen behandelt werden, vom Säuglings- bis zum hochbetagten Alter. Wie im PflBG beschrieben, ist das Ziel der Ausbildung zur Pflegefachfrau, dass Pflegende Menschen aller Altersstufen versorgen können. Auf einer solchen Ausbildungsstation wäre dies dauerhaft möglich und es würde deutlich werden, dass eine generalistische Pflegeausbildung nicht nur in der Theorie anhand von exemplarischen Fallbeispielen und Einsätzen bei Kooperationspartnern möglich ist, sondern im realen Pflegealltag des eigenen Ausbildungsträgers. Auch berufspolitisch wäre dies ein Statement gegen alle Kritiker des Pflegeberufegesetzes.

Nach ausgiebiger Recherche existiert eine solche Ausbildungsstation noch in keinem deutschen Krankenhaus, womit die teilnehmenden Krankenhäuser ein Alleinstellungsmerkmal für die Pflegeausbildung in der gesamten Bundesrepublik hätten. Besonders die BKB in Gelsenkirchen Buer wäre prädestiniert für ein derartiges Pilotprojekt, da diese eine pädiatrische Abteilung vorhält. Hier könnte ein solcher Versuch im kleinen Rahmen getestet werden. Junge Patientinnen können ohne viel Aufwand für einen kurzen Zeitraum auf die Ausbildungsstation verlegt oder direkt dort aufgenommen werden. Dabei sollte beachtet werden, dass sich das Team der Praxisanleiterinnen und Pflegekräften auf einer generalistischen Ausbildungsstation aus Experten der GuK als auch der GuKi zusammensetzt.

Wie schön wäre es, wenn sich Menschen aller Altersgruppen im Stationsalltag begegnen würden und vielleicht auch zwischenmenschlich davon profitieren würden. Ältere Patientinnen, die eine Beschäftigung suchen könnten z. B. mit den Kindern Spiele spielen oder ihnen vorlesen. Schulkinder der weiterführenden Schule könnten demenziell veränderten Patienten die Tageszeitung vorlesen. Gemeinsame Mittagessen gäben das Gefühl von Gemeinschaft und Familie, wovon besonders kleinere Kinder, die ohne Begleitperson stationär sind, ältere Menschen oder Patientinnen mit Störungen der Nahrungsaufnahme profitieren.

Auch der Gedanke der **interkulturellen Pflege**, der im PflBG gefordert ist, würde hier gut hineinpassen. Das heißt, dass Bedürfnisse und Besonderheiten multipler Kulturen berücksichtigt und gelebt werden. Bei gemeinsamen Festen, Gebeten und Film- oder Kulturabenden, bei deren Vorbereitung alle interessierten Patienten mitwirken dürften.

Ebenfalls **Kooperationen mit externen Trägern**, wie zum Beispiel Krankenkassen, ambulanten Pflegediensten, Sozialdiensten, niedergelassenen Arztpraxen oder Einrichtungen der Rehabilitation sind möglich. So würden alle Lernenden ein besseres Verständnis dafür entwickeln, wie der Krankheitsverlauf einer Patientin aussieht, was nach dem Krankenhausaufenthalt nötig ist und wie eine optimale Weiterversorgung erreicht werden kann. Das Bewusstsein für die Wichtigkeit des Zusammenspiels aller an der Genesung beteiligten Einrichtungen kann auf diese Weise auf der „generalistischen Ausbildungsstation" gestärkt werden.

Solche Projekte oder Vorhaben müssen natürlich sehr detailliert mit der Geschäftsführung besprochen und geprüft werden. Nicht nur, weil hier die Änderung einiger Rahmenbedingungen finanzielle Fragestellungen aufwerfen, sondern auch, weil im Vorfeld geklärt werden muss, ob im Sinne der Personaluntergrenzenverordnung oder anderer Gesetze etwas dagegenspricht.

Damit Praxisanleiterinnen auf die potentiellen Herausforderungen einer Ausbildungsstation bestmöglich vorbereitet sind, sollten nach der Fertigstellung der vorliegenden Arbeit weitere Vorhaben und Projekte anschließen. Beispiele dafür sind u. a.:

- Erstellung von Ausbildungsdokumenten und Lerntagebüchern speziell für die Ausbildungsstation mit dazugehörigen Praxisaufgaben
- Ein Praxisanleiterinnencurriculum für die Praxisanleiterinnenweiterbildung, die 24 Stunden-Pflichtfortbildung und die Vorbereitung auf die Ausbildungsstation (mit besonderen Aspekten für Interprofessionalität und Generalistik)
- Ausarbeitung eines Methodenhandbuchs für Anleitungen und Gesprächsführung auf den Ausbildungsstationen
- Entwicklung individueller handlungsorientierter Förderangebote
- Entwicklung spezieller Praktikantinnen- und Hospitantinnenprogramme
- Kooperationen mit Radio oder Fernsehen, um Einblicke in einen echten Pflegealltag einer Auszubildenden zu bekommen
- Einen eigenen *Pflegeblock,* der über social Media zugänglich ist und von den Lernenden der Ausbildungsstation selbst organisiert wird
- Drehen selbst erstellter Lehrvideos zu bestimmten Themen (z. B. wie schreibe ich ein EKG) als Anleitung
- Die Verfilmung von Pflege- und Hygienestandards als Tutorial (weil das größeren Anklang im Pflegealltag findet und Zeitersparnis bringt, als einen mehrseitigen schriftlichen Standard durchzulesen)
- Weiterentwicklung einer Marketingstrategie
- Merchandising für alle Mitarbeiterinnen des Projekts *360° – Pflege in Ausbildungshand* und zu Werbezwecken, um das Projekt öffentlich bekannt zu machen

Bei positiven Ergebnissen der Evaluation des Projekts *360° – Pflege in Ausbildungshand* bietet sich für alle involvierten Mitarbeiter die Chance, Pflege und Ausbildung zu leben und sich persönlich fortlaufend weiter-zuentwickeln. Dem Träger bietet sich die Möglichkeit, zukunftsweisend zu agieren und sich als Magnetkrankenhaus im Bereich Aus-, Fort- und Weiterbildung zu etablieren.

7   Fazit

Der Erwerb von Handlungskompetenz ist der Schlüssel zu einer selbstständigen und prozessorientierten, ganzheitlichen Pflege. Um handlungskompetent handeln zu können, bedarf es im Rahmen der Pflegeausbildung einer adäquaten Anleitung, sowohl im theoretischen als auch im
praktischen Bereich. Praxisanleitung gestaltet sich allerdings aufgrund des
Fachkräftemangels und der z. T. fehlenden Ausbildungsstruktur schwie-
rig. Die gesetzlich geforderten Anleitungsstunden werden oftmals nur
marginal erfüllt.

Die in der Einleitung erwähnte Etablierung einer Ausbildungsstation ist eine Möglichkeit, diese Defizite zu beheben. Die Forschungsfrage,
die dieser Bachelor-Arbeit zugrunde liegt, lautet: Wie muss eine Ausbildungsstation konzipiert sein, um die Handlungskompetenz der Auszubildenden zu fördern und so eine prozessorientierte Pflege zu erreichen?

Das **Ziel** dieser gemeinsamen Bachelorarbeit ist die Bearbeitung dieser
Forschungsfrage. Die wissenschaftliche Auseinandersetzung mit der ausgewählten Literatur bildet die Grundlage für eine konzeptionelle Erstellung einer eigenen Ausbildungsstation, um die Handlungskompetenz der
Auszubildenden zu fördern und auf diese Weise prozessorientierte Pflege anzustreben. Dieses Konzept erfüllt die durch das Pflegeberufegesetz
vorgegebenen Rahmenbedingungen, sodass es in die Verbundkrankenhäuser der Knappschaft Kliniken und der dazugehörigen Pflegeschule
etabliert werden kann.

Das Nebenziel ist die Sicherstellung der gesetzlich geforderten Min-
destanleitungszeit von 10 %.

Um eine zielführende Methodenauswahl treffen zu können, die Handlungskompetenz auf der Ausbildungsstation fördert, ist es notwendig, sich zunächst mit den Begrifflichkeiten der Handlungskompetenz und der Ausbildungsstation auseinanderzusetzen. Darüber hinaus spielen die Verankerung im Pflegeberufegesetz sowie Förderungsansätze in der theoretischen und in der praktischen Pflegeausbildung eine große Rolle.

Handlungskompetenz setzt sich aus vielen verschiedenen Kompetenzen, der fachlichen, methodischen, personalen, sozial-kommunikativen und der Lernkompetenz, zusammen. Gemeinsam führen diese Kompetenzen zu beruflichem Handeln. Der Begriff der Kompetenz definiert das Wissen um etwas, bei dessen Umsetzung von Performanz gesprochen wird. Im PflBG ist die Handlungskompetenz in § 5 Absatz 3 fest verankert und es ist erkennbar, dass Selbstständigkeit und eigenverantwortliches Handeln bei der ganzheitlichen Patientinnenversorgung eine große Rolle spielen. Damit Auszubildende ebendiese Handlungskompetenz erlernen, sind sowohl theoretische als auch praktische Förderungsansätze in der Pflegeausbildung von elementarer Bedeutung. Im Rahmen der Theorie bildet handlungsorientiertes Lehren die Grundlage. Der Unterricht ist durch ein offenes Lehrkonzept gekennzeichnet und regt Auszubildende zur Auseinandersetzung mit ihrer beruflichen Lebenswelt und zur aktiven Mitarbeit an. Beispiele hierfür sind das *entdeckende* und *selbstorganisierte Lernen* und der *Projektunterricht*. Grundlage der praktischen Förderung für handlungsorientiertes, ganzheitliches Lehren ist die enge Verzahnung zwischen Theorie und Praxis. Diese Zusammenarbeit ist gekennzeichnet durch einen intensiven Austausch, Transparenz und die Nutzung einheitlicher Methoden. Praxisanleiterinnen stellen hierbei das Bindeglied der beiden Lernorte dar. In der Praxis eignen sich neben dem *SOL* und *offenem Lernen* besonders Methoden wie, *lautes Denken, sich selbst Loben, Lerncoaching, Lernen durch Lehren*, die *Lerninsel* und die *Schulstation an*, um Handlungskompetenz zu erweitern. Die in Kapitel drei herausgearbeiteten Methoden eignen sich für Theorie und Praxis, um die Auszubildenden in ihrer Handlungskompetenz zu stärken.

In Kapitel vier erfolgte eine vergleichende Betrachtung dreier bereits etablierter Konzepte bzw. Projektbeschreibungen von Ausbildungsstationen.

Die zur Verfügung gestellten Konzepte wurden aufgrund ihrer Praxiserfahrungen von den Autorinnen ausgewählt, sodass durch deren Evaluation profitiert werden kann. Um tatsächlich Handlungskompetenz im Rahmen der Ausbildungsstation zu vermitteln, ist es wichtig, bestimmte Merkmale zu berücksichtigen und aufeinander abzustimmen. Merkmale wie das Lehrkonzept, die Ziele, die Vorbereitung, die Umsetzung und die Evaluation liefern einen guten Einblick in die Thematik der Etablierung einer Ausbildungsstation, sodass gewährleistet wird, dass Handlungskompetenz gefördert und prozessorientierte Pflege erreicht werden kann. Die Evaluation der Projekte hat ergeben, dass Ausbildungsstationen von allen Beteiligten als positiv empfunden werden und selbstständiges Arbeiten zu mehr Handlungskompetenz führt. Gelingen kann dieses allerdings nur, wenn das Projekt ausführlich geplant und detailliert ausgearbeitet wird. Des Weiteren ist eine engmaschige Betreuung durch Lernbegleiterinnen vonnöten.

Aufbauend auf der Literaturrecherche der benannten Thematiken wurde ein eigenes Konzept zur Etablierung einer Ausbildungsstation für den theoretischen und den praktischen Teil der Ausbildung entwickelt, welches in Kapitel fünf dieser Arbeit ausführlich beschrieben wurde. Dieses Konzept hat den Anspruch, Handlungskompetenz zu fördern und prozessorientierte Pflege und Anleitung zu gewährleisten.

Nachfolgend werden die Vorteile der Konzeptionalisierung, die zur Förderung der Handlungskompetenz der Auszubildenden beitragen, stichwortartig zusammengefasst.

Prozessorientierte Anleitung auf der Ausbildungsstation ermöglicht den Auszubildenden, den Fokus auf eine professionelle ganzheitliche Pflege zu legen und diese auch selbstständig durchzuführen, was dauerhaft zur Steigerung der Handlungskompetenz führt. Eine Verknüpfung zwischen Theorie und Praxis, die Lernortkooperation, ist von elementarer Bedeutung und ermöglicht ein ganzheitliches Lern- und Ausbildungsverständnis. Dies geschieht nicht erst bei der Umsetzung der Ausbildungsstation, sondern bereits bei der theoretischen Vorbereitung. Des Weiteren wird auf diese Weise die Zusammenarbeit der beiden Bereiche gefördert, was dazu führt, dass Aufgabenfelder besser nachvollzogen werden kön-

nen und somit die Akzeptanz untereinander steigert. Die Ausbildungsstation ist daher so konzeptioniert, dass die Auszubildenden sowohl von
Praxisanleiterinnen als auch einer Lehrkraft begleitet werden. Die Einbeziehung der Lehrkraft innerhalb der Woche, bietet neben der Lernortkooperation den Vorteil, dass die Praxisbegleitung gesichert und auf diese Weise mehr als ausreichend erfüllt wird.

Auf der Ausbildungsstation arbeiten neben den Auszubildenden auch
andere Berufsgruppen, wie z. B. Ärzte, Physiotherapeuten und Logopä-
den. Diese interprofessionelle Zusammenarbeit führt zu einem besseren
Verständnis der jeweiligen anderen Berufsgruppen. Durch peer-teaching
können die Berufsgruppen viel voneinander lernen und die Akzeptanz
untereinander wird auf diese Weise gefördert, was zu einem positiven
Klima innerhalb der Station beiträgt. Grundlage einer positiven Verhal-
tenskultur ist eine transparente Kommunikation auf Augenhöhe. Durch
die zwingend notwendige interprofessionelle Kommunikation und die
eigenverantwortliche Versorgung der Patientinnen wird die Kommunikationsfähigkeit der Auszubildenden gestärkt. Gerade introvertierte Auszubildende profitieren durch die Unabdingbarkeit, zu kommunizieren, aber
auch extrovertierte Auszubildende steigern ihre Kommunikationsfähigkeit
durch eine zeitnahe Reflexion ihrer Kommunikationsqualität. Ein positiver Nebeneffekt ist, dass die Auszubildenden den Gebrauch von Fachspra-
che steigern und diese festigen. Auf diese Weise werden z. B. auch Übergaben und Visiten qualitativ und quantitativ hochwertiger durchgeführt.
Die Auszubildenden können sich selbst als Mitglied des interprofessionellen Therapieteams auf Augenhöhe fühlen, was die Eigenmotivation, die
Ausbildungsbereitschaft und das Selbstbewusstsein stärken wird. Weitere aufgeführte Aspekte sind die täglich stattfindenden Blitzlicht-Reflexi-
onen sowie die wöchentlich abzuhaltenden Reflexionsgespräche. Diese
beiden Interventionen helfen dabei, die Selbstreflexion der Auszubildenden zu stärken. Das Ritual des sich selbst Lobens hilft, die Eigen- sowie
auch die Fremdwahrnehmung zu fördern und wirkt sich zudem positiv
zur Aufrechterhaltung der Motivation aus.

Eine Umsetzung der Konzeptionalisierung ist in Form eines Pilotprojektes bereits geplant. Zum jetzigen Zeitpunkt kann allerdings noch keine

Evaluation des in dieser Bachelorarbeit erarbeiteten Konzepts erfolgen. Diese Thematik wird von den Autorinnen im anschließenden Masterstudium weiter verfolgt.

Aufgrund der gewonnenen Erkenntnisse der zur Verfügung gestellten Konzepte und der Vielzahl der hier dargelegten Vorteile, kommen die Autorinnen zu dem Schluss, dass Handlungskompetenz durch selbstständiges Arbeiten gefördert wird und prozessorientierte Pflege erreicht werden kann. Die Beachtung des Lehrkonzeptes durch Theorie und Praxis ist hierbei von elementarer Bedeutung.

Die dieser Bachelorarbeit zugrundeliegende Forschungsfrage kann daher verifiziert werden. Darüber hinaus wird festgestellt, dass die Etablierung einer Ausbildungsstation keine Nachteile beinhaltet, die den Erwerb von Handlungskompetenz einschränken. Die kontinuierliche Betreuung der Lernbegleiterinnen stellt die im PflBG geforderten zehn% Anleitungszeit pro Einsatz sicher, womit auch das Nebenziel der Bachelorarbeit erreicht ist.

Die Autorinnen definieren moderne Pflegeausbildung wie folgt:

> *„Erklärt es uns und wir werden es vielleicht behalten.*
> *Zeigt es uns und wir werden es nachvollziehen können.*
> *Traut uns etwas zu und lasst uns eigene Erfahrungen machen,*
> *dann werden wir über uns hinauswachsen".*

Literaturverzeichnis

Andree, J. (2016). *Implementierung akademischer Pflegekräfte. Wie lassen sich akademische Pflegekräfte sinnvoll in der Pflegepraxis integrieren?* Berlin: Logos.

Bergmann, B., Fritsch, A., Göpfert, P., Richter, F., Wardanjan, B. Wilczek, S. (2000). *Kompetenzentwicklung und Berufsarbeit.* Münster/New York, München/Berlin: Waxmann.

Bossle, M., Eberhardt, D., Rohde, K.S., Schewior-Popp, S., Schneider, K., Zegelin, A. (2020). Lernbegleitung auf einer Interprofessionellen Ausbildungsstation. *Padua Fachzeitschrift für Pflegepädagogik, Patientenedukation und -bildung,* 15 (2)/2020, 101–106.

Bundesinstitut für Berufsbildung (2009). *Umsetzung des Lernfeldkonzeptes am Beispiel der handlungsorientierten Aneignungsdidaktik.* Verfügbar unter: https://www.bibb.de/veroeffentlichungen/de/publication/download/556 [04.03.2022].

Bundesinstitut für Berufsbildung (2020). *Rahmenlehrpläne der Fachkommission nach § 53 PflBG.* Leverkusen: Verfügbar unter: 5f5f3092481a4 Rahmenpläne BARRIEREFREI 07092020.pdf [04.03.2022].

Bundesministerium der Justiz (2002). *Approbationsordnung für Ärzte.* Verfügbar unter: https://www.gesetze-im-internet.de/_appro_2002/BJNR 240500002.html [04.03.2022].

Bundesministerium für Familien, Senioren, Frauen und Jugend (BMFSFJ) (2019). *Kompetenzen der beruflichen Pflegeausbildung. Übersicht Themenbereiche.* Berlin: Verfügbar unter: https://www.bmfsfj.de/resource/blob/77272/33d40104fbf7917c94d25f638e774abe/eckpunkte-anlage-1-kompetenzen-der-beruflichen-pflegeausbildung-data.pdf [15.02.2022].

Bundesministerium für Gesundheit (BMG) (2018). *Pflegeberufe-Ausbildungs-finanzierungsverordnung (PflAFinV)*. Bonn: Verfügbar unter: https://www.bundesgesundheitsministerium.de/service/gesetze-und-verord-nungen/guv-19-lp/pflegeberufe-ausbildungsfinanzierungsverordnung.html [14.02.2022].

Bundesministerium für Gesundheit (BMG) (2020). *Gesetz zur Stärkung des Pflegepersonals (Pflegepersonal-Stärkungsgesetz – PpSG)*. Bonn: Verfügbar unter: https://bundesgesundheitsministerium.de/sofortprogramm-pflege.html [14.02.2022].

Bund – Länder Demografie Portal (2021). *Altersstruktur der Bevölkerung*. Verfügbar unter: https://www.demografie-portal.de/DE/Fakten/bevoelke-rung-altersstruktur.html [02.02.2022].

Bundesvertretung der Medizinstudierenden in Deutschland e. V. (2022). Was ist eine *interprofessionelle Ausbildungsstation (IPSTA)?* Verfügbar unter: https://www.bvmd.de/portfolio-items/ipsta-interprofessionelle-ausbil-dungsstaion/ [15.03.2022].

Carstensen, B., Nickel, W., Renken, N., Wieger, A. (2021, 74. Jahrgang). Prak-tische Ausbildung in der Krise. *Pflege Zeitschrift – Wissen & Manage-ment,* S. 46–49.

Dauer, B., Klein, Z. (2022, 2. Ausgabe). Gemeinsam die Ausbildung gestal-ten. *Die Schwester Der Pfleger,* S. 64–68.

Denzel, S. (2019). *Praxisanleiter. Pflegen, ausbilden, begleiten.* Stuttgart: Thieme.

Deutscher Pflegering (2021). *Funktionspflege.* Verfügbar unter: https://www.pflegering.de/glossar/funktionspflege/ [02.02.2022].

Ertl-Schmuck, R., Greb, U. (2013). *Pflegedidaktische Handlungsfelder.* Wein-heim und Basel: Beltz Juventa.

Filipe, C. (2021). *Relevanz und Zuständigkeit politischer Bildung in der Pflege-ausbildung – mit dem Ziel mündiger Pflegekräfte.* Gelsenkirchen.

Gudjons, H. (2006). Was ist eigentlich „offener" am Offenen Unterricht? In Neue Unterrichtskultur – veränderte Lehrerrolle. Bad Heilbrunn: Klinkhardt.

Gudjons, H. (2014). *Handlungsorientiert lehren und lernen. Schüleraktivie-rung – Selbsttätigkeit – Projektarbeit.* (8. Aufl.). Bad Heilbrunn: Klinkhardt.

Igl, G. (2021). *Gesetz über die Pflegeberufe (Pflegeberufegesetz – PflBG), Pfle-geberufe-Ausbildungs- und -Prüfungsverordnung (PflAPrV), Pflegeberufe-*

Ausbildungsfinanzierungsverordnung (PflAFinV), Praxiskommentar (3. Aufl.). Heidelberg: medhochzwei Verlag GmbH.

Jank, W. & Meyer, H. (2021). *Didaktische Modelle*. (14. Aufl.). Berlin: Cornelsen.

Keller, C. (2020). Schwierige Schüler anleiten. *Praxisanleiter Akademie*. (1), 28–33.

Keller, C. (2022). Abwechslungsreich und kreativ anleiten – Teil 2. *Praxisanleiter Akademie*. (1), 40–45.

Kriesten, U. (2021). *Praxisanleitung – gesetzeskonform, methodenstark & innovativ. So setzen Sie das Pflegeberufegesetz praktisch um*. Hannover: Schlütersche Verlagsgesellschaft mbH & Co. KG.

Mamerow, R. (2018). *Praxisanleitung in der Pflege*. (6. Aufl.). Berlin: Springer-Verlag.

Pflegeberufe- Ausbildungs- und Prüfungsverordnung- PflAPrV (2018). *Ausbildungs- und Prüfungsverordnung für die Pflegeberufe*. Bonn. Verfügbar unter: https://www.bundesgesundheitsministerium.de/fileadmin/Dateien/3_Downloads/Gesetze_und_Verordnungen/GuV/A/Ausbildungs-_und_Pruefungs_Verordnung_Pflegeberufe_final.pdf [23.02.2022].

Pflegeberufegesetz (2020). *Gesetz über die Pflegeberufe – Pflegeberufegesetz – PflBG*. Berlin. Verfügbar unter: https://www.bpa.de/fileadmin/user_upload/MAIN-dateien/BUND/Pflegeberufegesetz/Synopse_Pflegeberufereformgesetz.pdf [02.02.2022].

Quensi (2018). Werbematerial für Praxisanleitung beim Junge Pflege Kongress.

Rahmenlehrpläne (2019). *Rahmenlehrpläne der Fachkommission nach § 53 PflBG, Rahmenlehrpläne für den theoretischen und praktischen Unterricht, Rahmenausbildungspläne für die praktische Ausbildung*. Bonn. Verfügbar unter: https://www.bibb.de/dienst/veroeffentlichungen/de/publication/show/16560 [20.02.2020].

Rahmenlehrpläne (2019). *Rahmenlehrpläne der Fachkommission nach § 53 PflBG, Rahmenlehrpläne für den theoretischen und praktischen Unterricht, Rahmenausbildungspläne für die praktische Ausbildung*. Bonn. Verfügbar unter: https://www.mags.nrw/sites/default/files/asset/document/geschst_pflgb_rahmenplaene-der-fachkommission.pdf [01.02.2022].

Reich, K. (2008). *Projektarbeit*. Verfügbar unter: http://methodenpool.uni-koeln.de/download/projektmethode.pdf [22.02.2022].

Ristau, P. (2020). Die interprofessionelle Praxisanleitung. *Praxisanleiter Akademie.* (1), 21–27.

Robert Bosch Stiftung (2022). *Operation Team – Interprofessionelles Lernen in den Gesundheitsberufen.* Verfügbar unter: https://www.bosch-stiftung. de/de/projekt/operation-team-interprofessionelles-lernen [10.03.2022].

Robert Bosch Stiftung (2022). *Wie wir fördern.* Verfügbar unter: https://www. bosch-stiftung.de/de/wie-wir-foerdern [10.03.2022].

Schneider, K., Brinker-Meyendriesch, E. & Schneider, A. (2005). *Pflegepädagogik. Für Studium und Praxis.* (2. Aufl.). Heidelberg: Springer.

Schubert, B. (2021). Der Praxisanleiter als Lerncoach. *Praxisanleiter Akademie.* (1), 4–10.

Schubert, B. (2021). Wie Praxisanleiter Auszubildende motivieren. *Praxisanleiter Akademie.* (1), 26–30.

Sekretariat der Kultusministerkonferenz. Referat Berufliche Bildung und Weiterbildung (2007). *Handreichung für die Erarbeitung von Rahmenlehrplänen der Kultusministerkonferenz für den berufsbezogenen Unterricht in der Berufsschule und ihre Abstimmung mit Ausbildungsordnungen des Bundes für anerkannte Ausbildungsberufe.* Verfügbar unter https://www.kmk.org/ fileadmin/Dateien/veroeffentlichungen_beschluesse/2007/2007_09_01-Handreich-Rlpl-Berufsschule.pdf [01.02.2022].

Springer Pflege (2021). Praktische Ausbildung in der Krise – Aufbau einer chirurgischen Schulstation als Praxislernort. *Pflege Zeitschrift Wissen & Management,* 8/2021, 46–49.

Staatsinstitut für Schulqualität und Bildungsforschung (2022). *Schulinterne Evaluation.* Verfügbar unter: https://www.schulentwicklung.nrw.de/e/ schulinterne-evaluation [05.02.2022].

Statista Research Department (2021). *Geburtenzahlen in Deutschland bis 2020.* Verfügbar unter https://de.statista.com/statistik/daten/studie/235/ umfrage/anzahlder-geburten-seit-1993/ [2.01.2022].

Steig, M. (2000). *Handlungskompetenz – Kompetenzmodelle in der pädagogischen Praxis.* Norderstedt: Libri Books in demand.

Thieme (2020). *ICare Pflege.* Stuttgart/New York: Georg Thieme Verlag KG.

Thieme (2021). NIPSTA, HIPSTA, A-STAR & Co... CNE.magazin *NIPSTA, HIPSTA, A-STAR & Co Interprofessionelle Ausbildungsstationen in Deutschland,* 3.2021, 9–11.

Weitz, F. (2017). *Was ist eine Kompetenz?* Verfügbar unter: http://frederik-weitz.blogspot.com/2017/10/was-ist-eine-kompetenz.html [28.02.2022].

WHO (2010). *Framework for action on interprofessional education and collaborative practice.* New York: WHO.

Abbildungsverzeichnis

Tabellenverzeichnis

Anlage 1 steht auch als PDF-Datei zum
kostenlosen Download zur Verfügung:
https://www.nomos-shop.de/tectum/titel/handlungskompetenz-in-
der-pflegeausbildung-foerdern-id-112739/ (siehe „Service zum Buch")

Anlagen

Anlage 1: Auszug Konzept HIPSTA

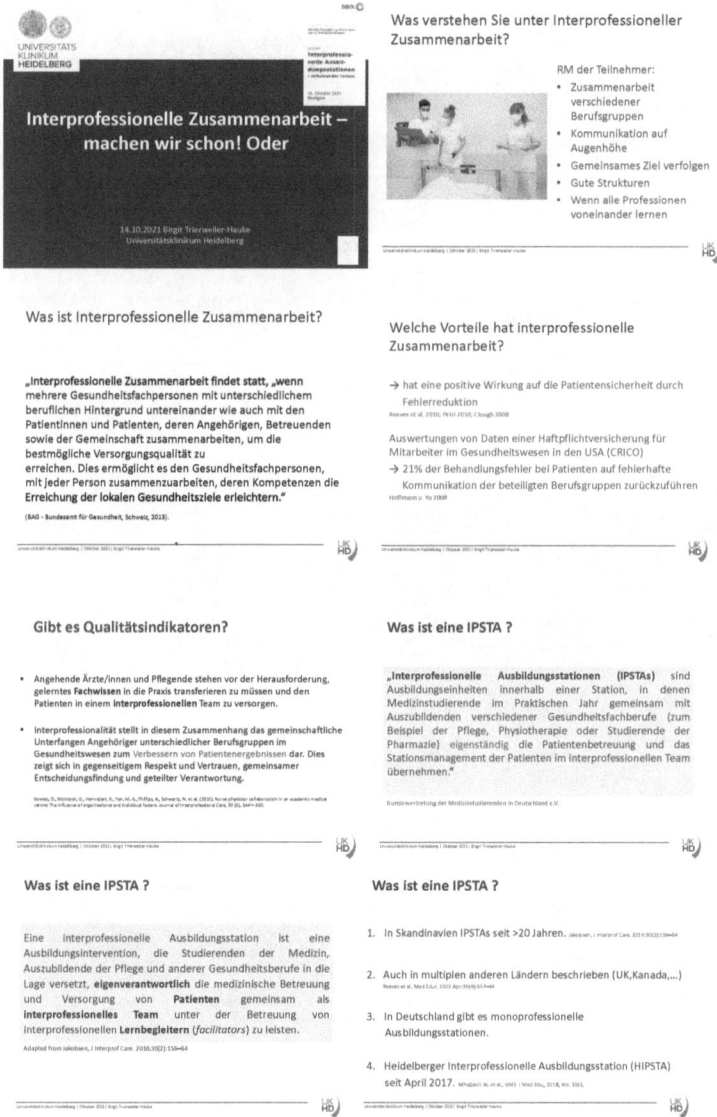

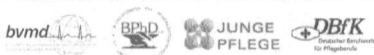

Gemeinsame Stellungnahme zum interprofessionellen Arbeiten
im Gesundheitswesen der Zukunft

Fazit:

Die Optimierung der Zusammenarbeit der Professionen im Gesundheitssystem bedarf Veränderung Dieses Problem ist kein neues, sondern ein seit Jahren bestehendes. Wir mahnen als nächste General der Gesundheitsprofessionen an, dass sich zum Wohle der Patientinnen und Patienten, aber auch unsere eigene Arbeitszufriedenheit strukturelle Rahmenbedingungen wie zum Beispiel Vergütungs- Arbeitsstrukturen ändern müssen. Fachkräftemangel und demografische Entwicklung sind glot Herausforderungen. Die vorgestellten Maßnahmen stellen wesentliche Elemente dar, trotz die Bedingungen die Versorgung in Zukunft aufrechtzuerhalten und an den gesundheitlichen Bedürfnis der Patientinnen und Patienten auszurichten - alleinige Initiativen von "unten" werden nicht genügen. Es erfordert gesundheits- und berufspolitischen Mut und Pioniergeist!

Der Weg beginnt...

Robert Bosch Stiftung

"Operation Team - Interprofessionelles Lernen
in den Gesundheitsberufen"

Lernbegleiter

Zusammenfassung

1. IPSTAs sind eine IP Lehrintervention, die **in vielen klinischen Fächern** etabliert werden kann.
2. IPSTAs ermöglichen ein **erfolgreiches Erlernen von IP Wissen.**
3. IPSTAs führen zu einer **Steigerung der Patientenzufriedenheit.**
4. Erste Daten deuten darauf hin, dass sich Patientenversorgung durch IPSTAs verbessern könnte.

Was benötigen wir zur Etablierung einer IPSTA?

- Der politische Wille
- Menschen – Spirit
- Zielfestlegung
  - o Ausbildung, Lehre und Arbeit
  - o Didaktisches Konzept
  - o SOP Anpassung
- Festlegung der Verantwortlichkeiten
- Festlegung von Strukturen
- Abstimmung Curricula
- Räume und Grundausstattung
- Reflektion

Was benötigen wir zur Etablierung einer IPSTA?

Voraussetzungen
- Kernteam zur Etablierung der HIPSTA
  - o Klinikumsleitung und Klinikleitung der Universitätsklinik Heidelberg
  - o Akademie für Pflegeberufe Heidelberg
  - o Medizinische Fakultät Heidelberg
  - o Abteilung Allgemeinmedizin und Versorgungsforschung, Universitätsklinikum Heidelberg
  - o Auszubildende und Medizinstudenten

Was benötigen wir zur Etablierung einer IPSTA?

Voraussetzungen
- Räume z.B. gemeinsames Büro
- EDV-Ausstattung – für jeden Mitarbeiter einen Rechner
- Telefone – für jeden Mitarbeiter ein Telefon
- EDV-Strukturen – Zugriffsrechte
- Personalrat – JAV (Jugend- und Auszubildendenvertretung UKHD)
- Praxisanleiter – Lernbegleiter

Heidelberger Interprofessionelle Ausbildungsstation HIPSTA – die Struktur

- Gründung April 2017
- Vier Auszubildende der Gesundheits- und Krankenpflege
- Vier Medizinstudenten im PJ
- Seit August 2019 Auszubildende der Physiotherapie integriert
- → **betreuen acht Patienten der Viszeralchirurgie**
- Derzeit wird die 42. Gruppe ausgebildet
- → 168 Auszubildende der Pflege
- → 168 Medizinstudenten
- → 47 Auszubildende der Physiotherapie

Heidelberger Interprofessionelle Ausbildungsstation
HIPSTA – die Struktur

- Einführungstag (anfangs zwei Tage)
- Leitung des Einführungstages – Lernbegleiter Pflege
- Dauer des Einsatzes – vier Wochen (drei/fünf)
- Einige Auszubildende – Prä-HIPSTA oder POST-HIPSTA Phase
- Frühdienst von 06.50 – 14:55 Uhr
- Spätdienst von 13.00 -21.15 Uhr
- Kein Nachtdienst, kein Wochenende, kein Feiertag = HIPSTA
  Station wird vom Stationsteam übernommen

Universitätsklinikum Heidelberg | Oktober 2021| Birgit Trierweiler-Hauke

Uhrzeit	Lernbegleiter Pflege	Auszubildende Pflege	Auszubildende P3	Auszubildende PT	Lernbegleiter Arzt	Lernbegleiter PT	
06:50 – 07:00	Übernahme vom Nachtdienst (im Rahmen der Stationsübergabe) / Welche Patienten werden heute auf HIPSTA erwartet						
07:00 – 07:20	OP- und/oder Dialysefahrten	Blutentnahmen			• Kurzabsprache vor Frühbesprechung		
	Blutentnahmen				• Frühbesprechung		
07:20 – 08:00	Pflege gemäß Pflegeplanung	Patientenuntersuchung			• Absprache / Visitenvorbereitung		
	Patientenuntersuchung				• Visitenbegleitung		
07:25 – 08:00	Frühbesprechung (1x/Woche gemeinsam)						F r ü h d i e n s t
08:00 – 08:15	• Frühstück austeilen, Ernährungssituation einschätzen • Patientenunterstützung	• Überarbeiten der To-Do Listen • Vorbereitung der Visite • Untersuchung + Konsile anmelden • Labore / Befunden prüfen	Übergabe Stations-PT Einschätzung der Mobilisierung			Übergabe Stations-PT / Unterstützung bei Therapieplanung	
08:15 – 09:00	Visite						
09:00 – 09:30	Information an Schichtleitung nach Visite Besprechen der Zielsetzung der Pflegerischen Tagesplanung	• Ausarbeitung Visitenbeschlüsse • Tagesplanung für einzelnen Patienten • Planung Expertenrat	• Ausarbeitung Visitenbeschlüsse • Tagesplan für den einzelnen Patienten • Untersuchungen anmelden				
09:30 – 10:00	Pause			Pause			

Uhrzeit	Lernbegleiter Pflege	Auszubildende Pflege	Auszubildende P3	Auszubildende PT	Lernbegleiter Arzt	Lernbegleiter PT	
Ab 10:00	Klingeln des eigenen Bereichs abdecken	Telefonanfragen der eigenen Patienten abdecken					
10:00 – 10:15	Pflegebriefe fertigstellen	Arztbriefe fertigstellen					
	Entlassungsgespräche						
10:15 – 11:00	Aufnahme neuer Patienten – 1 x Teilnahme Aufnahme eines neuen Patienten durch Pflege mit Teamassistentin der Station						F r ü h d i e n s t
	Punktuelle Anleitung bei Bedarf, Unterstützung der Kollegen	Pflegeanamnese Assessment Pflegeplanung	Behandlungsplan Untersuchung / Konsile anmelden				
11:00 – 12:30	Ggf. Anleitung und Unterstützung	Pflege gemäß Pflegeplanung					
12:00	Essen austeilen						
	Einschätzung der Ernährungssituation und Ausscheidung						
12:30 – 13:00	Dokumentation, Eingruppierung PPR / PKMS Übergabe an Stationspersonal, bzw. Schichtleitung						
	Vorbereitung der interprofessionellen Zusammenkunft						
13:00 – 14:30	Interprofessionelle Zusammenkunft – „Spiegelgespräche" Wissensreferate						

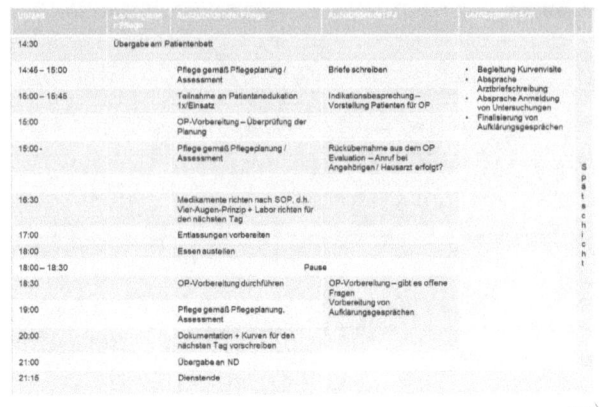

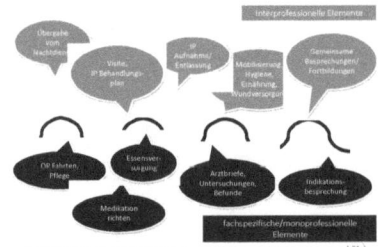

Heidelberger Interprofessionelle Ausbildungsstation HIPSTA – die Struktur

Der Einführungstag
- Visite
- Wie stelle ich den Patienten vor?
  - Name
  - Alter
  - Postoperativer Tag bei welcher OP
  - Diagnose
  - Relevante Nebendiagnosen
  - Bisheriger Verlauf
  - Aktuelles (Probleme, Zustand, Zu- und Ableitungen, Bilanz)

Heidelberger Interprofessionelle Ausbildungsstation HIPSTA - die Ziele

Zusammen mit dem Team sind die Auszubildenden in der Lage unter Berücksichtigung ethischer Gesichtspunkte, die Bedürfnisse der Patienten zu erfassen und zu erfüllen und gemeinsam einen Behandlung-, Pflege- und Rehabilitationsplan auszuarbeiten.

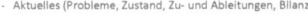

Lernziele Karolinska IPSTA Schweden

Heidelberger Interprofessionelle Ausbildungsstation
HIPSTA - die Ziele

Die/der Auszubildende ist in der Lage ihre/seine Fähigkeiten und die anderer Mitarbeiter zum Wohle der Patientensicherheit zu reflektieren und besitzt die Fähigkeit mit Patienten, Angehörigen und anderen Mitarbeitern des Gesundheitssystems zu kommunizieren und zusammenzuarbeiten.

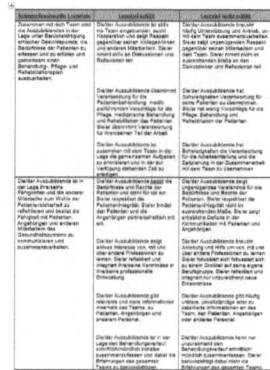

Lernziele Karolinska IPSTA Schweden

Universitätsklinikum Heidelberg | Oktober 2021| Birgit Trierweiler-Hauke

Heidelberger Interprofessionelle Ausbildungsstation
HIPSTA – wie erleben Patienten die Station

Aussagen von Patienten

HIPSTA-Rückmeldung, Oktober 2019

Patient: Ich kann Ihnen mitteilen, das, wenn ein Kassenpatient sich in einem HIPSTA-Zimmer befindet, das zu einem Wohlfühlcharakter wahrscheinlich übergeht wie in einem Privatzimmer, ja? Ähm... **Die Mädels waren den** ganzen Tag da, die haben sich um alles gekümmert. Das war – wie wir alle drei bestätigen können – eine Eins plus plus.

Pflegende: Super. Das geb ich weiter!

Patient: Ja, und für alle Fragen immer offen, und haben sich bemüht, und was sie net gewusst haben, haben sie in kürzester Zeit einem vermittelt. Tolles Personal.

Pflegende: Das freut mich, dass Sie so ein Fazit ziehen!

(...)

Patient: Und dieses HIPSTA-Zimmer, als wir gefragt wurden, ob ich da mitmachen kann, und, ich kann's nur empfehlen. Ja, also... Bringt zum einem mal die Jugendlichen voran, und es bringt dem Patienten einen Wahnsinns an Vorteil (!)

Pflegende: Ich find des auch ein ganz tolles Projekt.

Patient: Das ist klasse.

Universitätsklinikum Heidelberg | Oktober 2021| Birgit Trierweiler-Hauke

Herausforderungen für die Praxisanleiter

Die Rolle verändert sich vom Praxisanleiter zum Lernbegleiter.

„Sit on your hands and look out of the window".

Universitätsklinikum Heidelberg | Oktober 2021| Birgit Trierweiler-Hauke

Verschiedene interdisziplinäre und interprofessionelle Lehr- und Lehnformate

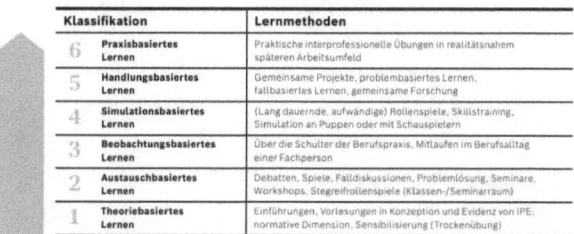

	Klassifikation	Lernmethoden
6	Praxisbasiertes Lernen	Praktische interprofessionelle Übungen in realitätsnahem späteren Arbeitsumfeld
5	Handlungsbasiertes Lernen	Gemeinsame Projekte, problembasiertes Lernen, fallbasiertes Lernen, gemeinsame Forschung
4	Simulationsbasiertes Lernen	(Lang dauernde, aufwändige) Rollenspiele, Skillstraining, Simulation an Puppen oder mit Schauspielern
3	Beobachtungsbasiertes Lernen	Über die Schulter der Berufspraxis, Mitlaufen im Berufsalltag einer Fachperson
2	Austauschbasiertes Lernen	Debatten, Spiele, Falldiskussionen, Problemlösung, Seminare, Workshops, Stegreifrollenspiele (Klassen-/Seminarraum)
1	Theoriebasiertes Lernen	Einführungen, Vorlesungen in Konzeption und Evidenz von IPE; normative Dimension, Sensibilisierung (Trockenübung)

Tabelle 3: Klassifikation interprofessioneller Lernarrangements
Quelle: Sottas & Kissmann 2016

Universitätsklinikum Heidelberg | Oktober 2021| Birgit Trierweiler-Hauke

Anlagen

Voraussetzungen und notwendige Kompetenzen für Lernbegleiter

Methodische Kompetenzen

Lernbegleiter sind in der Lage,

- Abläufe geschehen zu lassen, ohne impulsiv und korrigierend einzugreifen
- Lernprozesse team- und patientenorientiert zu gestalten
- Lerngruppen beim Erarbeiten gemeinsamer Ziele und Erwartungen anzuleiten und zu unterstützen
- Raum zu lassen für Entscheidungsfindungen und selbstständige Problemlösungen
- die Lernenden strukturiert zu beobachten
- Instrumente zur Evaluation des Lernstandes adäquat einzusetzen
- Lernzielkontrollen zu planen, durchzuführen und auszuwerten
- bei Gefährdung der Patientensicherheit entschieden einzugreifen und:
- das eigene „Lehrhandeln" bzw. die Lernbegleitung kritisch zu reflektieren.

Rollen der Lernbegleiter

Lehr- und Lernumgebungsgestalter

- Lernbegleiter können Themen sowohl detailliert als auch exemplarisch erläutern
- Sind bei manifesten Defiziten immer auch Skills-Trainer
- Können die Bedeutung des selbstgesteuerten Lernens erklären und dessen Umsetzung fördern
- Achten auf eine angemessene räumliche und zeitliche Gestaltung des Lernprozesses
- Ein Hauptaugenmerk liegt in der Wahrnehmung von Situationen, die besondere Lernchancen für die Lernenden bieten („teachable moments")
- Als Gestalter des Lernprozesses regen Lernbegleiter die Lernenden immer wieder zu einer Reflexion ihres Handelns sowie zum Austausch zwischen allen Beteiligten an

Rollen der Lernbegleiter

Motivator

- Lernbegleiter ermutigen die Lernenden, sowohl die interprofessionellen Lernziele der Ausbildungsstation als auch ihre individuellen, professionsspezifischen Lernziele zu verfolgen
- Unterstützen Lernende durch individuelle und gruppenbezogene Maßnahmen und verstärken das Erreichen der Lernziele durch eine positive Grundhaltung
- Vermitteln, dass die Erfahrungen auf der Ausbildungsstation neben fachlichen Kompetenzen insbesondere die für die Praxis wichtigen Kooperationskompetenzen fördern
- Setzen positive Energien frei, damit die Lernenden die Verantwortung für selbstgesteuertes Lernen und Kompetenzaufbau übernehmen wollen

Rollen der Lernbegleiter

Kommunikationsförderer

- Lernbegleiter achten auf Kommunikationsmuster, die für die individuellen Lernprozesse (und die Gruppenprozesse) sowie für die Patientensicherheit förderlich sind
- Moderieren die Kommunikationsprozesse bedarfs- und situationsgerecht – sowohl zwischen den Lernenden als auch im Umgang mit Patienten, deren Angehörigen/Zugehörigen und anderen Fachpersonen auf der Station
- Schaffen transparente Kommunikationsstrukturen und sprechen hinderliche Muster spätestens in der Reflexion an

Rollen der Lernbegleiter

Beobachter

- Lernbegleiter beobachten die Lernenden bei der Vorbereitung und Durchführung des Versorgungsprozesses, bei der interprofessionellen Kommunikation und bei der Nachbereitung
- Richten dabei einen kritischen Blick auf die individuellen Kompetenzen und deren Entwicklung
- Lernbegleiter beobachten und analysieren die Interaktionsmuster zwischen den Lernenden sowie zwischen den Lernenden und den Patienten
- Achten auf die Gruppendynamik, Hierarchiemuster, Machtansprüche, Paternalismus, (Un-)Professionalität sowie die auftretenden Emotionen

Rollen der Lernbegleiter

Vorbild

- Lernbegleiter leben die für die interprofessionelle Ausbildungsstation vereinbarten „Regeln" in authentischer Weise vor
- Stehen mit Überzeugung und Engagement für interprofessionelle Kooperation ein und können Mehrwerte an konkreten Beispielen aufzeigen
- Auf interprofessionellen Ausbildungsstationen können Lernbegleiter in besonderer Weise vermitteln, dass gute Professionalität dank Interprofessionalität noch besser wird

Rollen der Lernbegleiter

Bewerter

- Lernbegleiter geben den Lernenden laufend Rückmeldungen zu den erreichten Lernfortschritten und weisen auf weitere Lernerfordernisse hin
- Bei der Bewertung werden in erster Linie formative Methoden eingesetzt
- Dies unterscheidet sich deutlich von Prüfungssituationen: Lernbegleiter sind Feedbackgebende und leiten zur Reflexion an

Rollen der Lernbegleiter

Diversitätsmanager

- Lernbegleiter vermeiden die „Kolonisierung"!
- Wenn unterschiedliche Professionen zusammenkommen, entsteht leicht die Gefahr, dass sich die einen gegenüber den anderen profilieren und als besser darstellen. Dabei wird oft übersehen, dass in einem solchen gruppendynamischen Prozess anderen Personen Werte, Konzepte oder Lösungen aufgedrängt werden, ohne dass diese diskutiert, abgewogen und konsentiert werden.
- Nötigung ist keine gute Strategie, um die vorhandene Diversität zu nutzen – es geht darum, gemeinsam besser zu werden!

Rollen der Lernbegleiter

Patientenfürsprecher

- Lernbegleiter achten auf die Wahrung der Interessen der Patienten.
- In dieser Rolle tragen sie neben dem Schutz und der Sicherheit des Patienten auch dazu bei, dass ein Dialog auf Augenhöhe entsteht und die Würde des Patienten auch in den Umgangsformen gewahrt wird.
- Es geht nicht um „Fälle" oder Objekte wie „die Schulter in Zimmer 12", sondern um Menschen.
- In diese Rolle gehören auch der ehrliche Umgang mit Fehlern und das Wahrnehmen von Verantwortung, wenn etwas passiert.

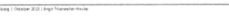

Rollen der Lernbegleiter

Führung / Leadership

- Lernbegleiter sind überzeugte IPE-Verfechter mit einem „inneren Feuer". Gerade in Pionierphasen und bei ausgeprägter fachlicher Abgrenzung oder professioneller Profilierung können sie mit Überzeugung die Mehrwerte interprofessioneller Zusammenarbeit darlegen.
- Gegen außen schaffen sie Sichtbarkeit und als Team Builder übernehmen sie als Team Builder Verantwortung für das gemeinsame Erreichen der Lernziele.
- Leadership umfasst auch das Erkennen von Grenzen und das Eingreifen in Situationen, die Patienten gefährden, die organisatorischen Abläufe beeinträchtigen oder die finanziellen und technischen Ressourcen aufs Spiel setzen
- Ein wichtiges Element ist das Pflegen einer konstruktiven Fehlerkultur.

Strategien für die Umsetzung von Lernzielen

Peer-Teaching

- Peer-teaching meint Lern-Lehr-Situationen, in der Lernende sich gegenseitig unterrichten
- **Vorteil für Lernenden → können vorbehaltlos Fragen stellen und Fehler machen**, ohne eine Bewertung durch Vorgesetzte befürchten zu müssen
- Durch die Vorbereitung des Unterrichts bereits vorhandenes Wissen und Können aufgefrischt und vertieft
- Die Lernenden nehmen beim Peer-teaching die Rolle der Lehrenden ein
- Die Zielsetzung kann durch die Lernenden selbst erfolgen und sollte sich an einer konkreten Patientensituation orientieren

Strategien für die Umsetzung von Lernzielen

Peer-Teaching wie?

- Auszubildende der Gesundheitsberufe instruieren Medizinstudierende beim Legen eines Blasenkatheters
- Medizinstudierende erläutern Pflegeschülern oder Studierenden der Gesundheitsberufe die Bedeutung von Kreuzallergien bei der antibiotischen Therapie
- Auszubildende der Physiotherapie demonstrieren Medizinstudenten und Pflegeschülern den Umgang mit Gehhilfen bei Patienten nach Einsatz einer Hüftprothese

Methoden zur Vermittlung praktischer Fertigkeiten (skills)

- Lernende sollen selbstständig eigene Defizite erkennen und dann bei den Lernbegleitern aktiv Anleitung erfragen
- Die Lehrmethoden müssen in Abhängigkeit von den Kompetenzen der Lernenden und der Komplexität der Tätigkeiten bzw. Fertigkeiten ausgewählt werden

Reflexion

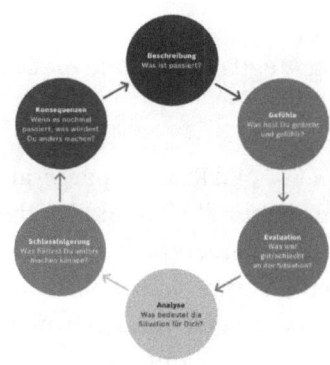

Universitätsklinikum Heidelberg | Oktober 2021| Birgt Trierweiler-Hauke

Peer-Feedback

- Lernende geben sich gegenseitig ein Feedback.
- Auf interprofessionellen Ausbildungsstationen sind Peer-Feedbacks besonders gut geeignet, weil nicht nur Feedback-Nehmende vom Feedback profitieren, sondern durch das aufmerksame Beobachten und die Auseinandersetzung mit dem Beobachteten auch die Feedback-Geber.
- **Interprofessionelles Lernens kann gefördert werden → deshalb sollten** Studierende und Auszubildende darin bestärkt werden, sich Peer-Feedbacks zu geben.
- Diese fördern nebenbei die Kommunikationskompetenz.
- Grundsätzlich eignen sich für das Peer-Feedback alle vorgestellten Methoden.
- Das Feedback kann sowohl professionsspezifisch als auch über die Professionen hinweg gegeben werden.

Chancen für die Station, die Klinik und das Klinikum

- Anzahl der Praxisanleiter wurde stark erhöht
- Entwicklung eines Curriculums für die Lernbegleiter
- Teamentwicklung HIPSTA Kernstation und HIPSTA Station – Ziel → Wir sind HIPSTA
- Viele Hospitationen auf der HIPSTA
- Viel Austausch mit anderen Kliniken
- Vorträge der Kollegen in anderen Kliniken und auf Kongressen
- Hospitationen in anderen IPSTA Standorten

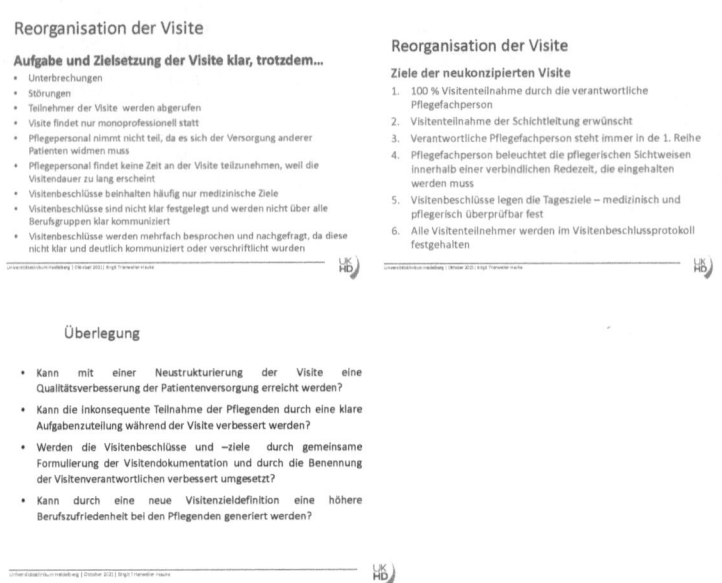

Reorganisation der Visite

Aufgabe und Zielsetzung der Visite klar, trotzdem…
- Unterbrechungen
- Störungen
- Teilnehmer der Visite werden abgerufen
- Visite findet nur monoprofessionell statt
- Pflegepersonal nimmt nicht teil, da es sich der Versorgung anderer Patienten widmen muss
- Pflegepersonal findet keine Zeit an der Visite teilzunehmen, weil die Visitendauer zu lang erscheint
- Visitenbeschlüsse beinhalten häufig nur medizinische Ziele
- Visitenbeschlüsse sind nicht klar festgelegt und werden nicht über alle Berufsgruppen klar kommuniziert
- Visitenbeschlüsse werden mehrfach besprochen und nachgefragt, da diese nicht klar und deutlich kommuniziert oder verschriftlicht wurden

Reorganisation der Visite

Ziele der neukonzipierten Visite
1. 100 % Visitenteilnahme durch die verantwortliche Pflegefachperson
2. Visitenteilnahme der Schichtleitung erwünscht
3. Verantwortliche Pflegefachperson steht immer in de 1. Reihe
4. Pflegefachperson beleuchtet die pflegerischen Sichtweisen innerhalb einer verbindlichen Redezeit, die eingehalten werden muss
5. Visitenbeschlüsse legen die Tagesziele – medizinisch und pflegerisch überprüfbar fest
6. Alle Visitenteilnehmer werden im Visitenbeschlussprotokoll festgehalten

Überlegung
- Kann mit einer Neustrukturierung der Visite eine Qualitätsverbesserung der Patientenversorgung erreicht werden?
- Kann die inkonsequente Teilnahme der Pflegenden durch eine klare Aufgabenzuteilung während der Visite verbessert werden?
- Werden die Visitenbeschlüsse und –ziele durch gemeinsame Formulierung der Visitendokumentation und durch die Benennung der Visitenverantwortlichen verbessert umgesetzt?
- Kann durch eine neue Visitenzieldefinition eine höhere Berufszufriedenheit bei den Pflegenden generiert werden?

Anlage 2: Projektbeschreibung Ategris Fachschule für Gesundheit

1. Einleitung

In der Ausbildung zur Gesundheits- und Krankenpflegerin, zum Gesundheits- und Krankenpfleger, zur Gesundheits- und Kinderkrankenpflegerin und zum Gesundheits- und Kinderkrankenpfleger sollen neben Fachwissen auch Kompetenzen im Sinne von Schlüsselqualifikationen erworben werden. So müssen Pflegende, um den Anforderungen des Pflegealltags gewachsen zu sein, u. a. Teamfähigkeit, das Entwickeln von Lösungsstrategien aber auch die Bereitschaft Verantwortung zu übernehmen unter Beweis stellen.

Das Projekt „Schüler leiten eine Station" bietet eine Möglichkeit das selbständige, eigenverantwortliche Handeln der Schülerinnen und Schüler zu fördern und die Verbindung der Lernorte Schule und Betrieb voranzutreiben.

2. Projektbeschreibung

- Eine Schülergruppe von ca. 15–20 KrankenpflegeschülerInnen und KinderkrankenpflegeschülerInnen übernimmt zu Ende der 1. Hälfte des 3. Ausbildungsjahres (Zeitraum: Februar/März) für drei Wochen eine Station oder einen Teil einer Station im Evangelischen Krankenhaus Mülheim bzw. im Evangelischen Krankenhaus Oberhausen (Freitag bis Freitag).

- Die Schüler übernehmen und organisieren den gesamten Stationsablauf (Früh- und Spätdienst, in der Kinderkrankenpflege vereinzelt auch der Nachtdienst).

- Die Stationsgröße ist abhängig von der Schülerzahl. Der gesamte Prozess und die Projektarbeit werden von den Lehrenden, i. d. R. die Kursleitung, begleitet. In beratend-begleitender Funktion stehen zusätzlich examinierte Pflegende, hier Stationsleitungen und PraxisanleiterInnen bereit.

3. Projektverlauf

3.1. Vorbereitung des Projektes (1. Theorieblock 3. Ausbildungsjahr):

- Am ersten Tag im Oberkurs werden alle Projekte vorgestellt, einschließlich die Reise nach Tansania.

- Bis zur praktischen Umsetzung sind nach der curricularen Planung 2 Theorieblöcke vorgesehen, in denen die Auszubildenden auf das Projekt vorbereitet werden. Hierfür sind folgende Lerninhalte vorgesehen:

  1. I.18 Beim Schock handeln (Aspekt Reanimation). Im 2. Oberkursblock erfolgt eine Auffrischung mittels praktischer Übungen.
  2. I.21 Gespräche mit Pflegebedürftigen und Angehörigen führen
  3. I.22 Gespräche mit Kolleginnen und Vorgesetzten führen
  4. I.23 zu pflegeinhaltlichen Fragen beraten und anleiten
  5. I.25 Pflege nach einem System organisieren
  6. I.26 Pflege nach einem Standard planen
  7. I.27 Mit anderen Berufsgruppen zusammenarbeiten
  8. I.28 Besprechungen und Visiten durchführen

9. I.29 Patienten aufnehmen, verlegen und entlassen (einschließlich Dokumentationssystem, Pflegediagnostik, ITB-Schulung)
10. I.38 sterbende Menschen pflegen (stationsabhängig)
11. II.20 Dienstplangestaltung

Mögliche Methoden zur Bearbeitung der Lerninhalte können sein:

- Brainstorming der Schüler zu möglichen Inhalten der jeweiligen Lerneinheit
- Ausarbeitung der Lerneinheiten in Kleingruppen
- Erstellung eines max. 2-seitigen Handouts als Ergebnissicherung

Zusätzlich werden die Erwartungen und Ängste bezüglich des Projektes bei den Schüler erfragt. Dieses könnte mittels einer Kartenabfrage erfolgen.

Parallel zur Projektvorbereitung finden die Unterrichte der Differenzierungsphase statt. Wichtig für das Projekt in der Gesundheits- und Krankenpflege sind hier u. a. die Lerneinheiten:

- IV.3 Pflege von Patienten mit Störungen des Kreislaufs
- IV.5 Pflege von Patienten mit Störungen des zentralen Nervensystems

Wichtig für das Projekt in der Gesundheits- und Kinderkrankenpflege ist u. a.

- IV.1 Pflege von Früh- und Neugeborenen

Zwecks des gemeinsamen Austauschs inklusive der Erwartungshaltung aller Beteiligten, wird ein Praxistermin geplant (Teilnehmer u. a.: Erste Leitung der Station, zentrale Praxisanleitung, ggf. Experte, Kursleitungen).

Zur Vorbereitung für diesen Termin halten die Schüler ihre Wünsche und Erwartungen schriftlich fest.

3.2. Teamzusammensetzung (1. Theorieblock, für die 3. oder 4. Blockwoche planen)

- Die Schüler arbeiten durch Selbst- und Fremdeinschätzung mögliche Teamzusammensetzungen heraus.
- Im Rahmen der Bildung des Leitungsteams obliegt der begleitenden Lehrperson ein Vetorecht.

Die Mitglieder des Leitungsteams sollen folgenden Ansprüchen entsprechen:

- Sie weisen gute theoretische Leistungen vor.
- Sie pflegen ein konstruktives Miteinander.
- Sie sind konfliktfähig.
- Sie sind zuverlässig.
- Sie besitzen Verantwortungsbewusstsein.

Die Projektleitung unterstützt gruppendynamische Prozesse, die notwendig sind, um Regeln aufzustellen und die Arbeit im Team zu verdeutlichen.

In arbeitsteiligen Kleingruppen setzten sich die Schülerinnen und Schüler mit folgenden Aspekten auseinander:

a. Team Leitung:

Das „Team Leitung" besteht aus drei Schülern, die sich die Leitungsarbeit wochenweise aufteilen (jeder Schüler / jede Schülerin dieser Gruppe nimmt eine Woche lang die Funktion der Leitung wahr). Die Leitungsfunktion wird montags bis freitags im Frühdienst eingenommen. Während der anderen Projektzeiten gilt der Einsatz in der Bereichspflege.

Die Schüler übernehmen im Vorfeld die Dienstplangestaltung für die Projektwoche selbst: Wie sehen konkret die Dienstzeiten der Schüler aus? Unterstützung finden die Schüler bei der Erst-Leitung der Station oder bei der PDL. Es wird eine Hospitation bei der jeweiligen Erstleitung empfohlen, um weitere Inhalte der Leitungsarbeit kennenzulernen.

Eine enge Absprache mit dem „Team Ablauf" ist unabdingbar, um auf fixe Termine und Zeiten mit höherem Personalaufwand adäquat zu reagieren.

b. Team Ablauf:

Die Schüler bringen die Ablauforganisation der Station in Erfahrung: Wann ist was zu machen? Wann finden Übergaben und die Visite statt? Worauf ist zu achten: Existieren Standards bzgl. Vorbereitung und Nachbereitung von Untersuchungen? Wie sieht die OP-Vorbereitung aus? Wie sehen Aufnahme und Entlassung der Patienten aus? Wie möchten die Schüler den Ablauf während des Projektes gestalten (Bereichs- oder Zimmerpflege?) Gibt es eigene Wünsche und Vorstellungen?

Eine enge Absprache mit dem „Team Leitung" ist unabdingbar, um auf fixe Termine und Zeiten mit höherem Personalaufwand adäquat zu reagieren.

c. Team Krankheitsbilder:

Die Schüler erfragen auf der Station die wichtigsten Krankheitsbilder, recherchieren diese und setzen sich intensiv mit den Erkrankungen und den pflegerischen Interventionen auseinander. Im Anschluss wird ein Handout erstellt, welches sich nach der Vorstellung und Absegnung durch die Projektgruppe im Stationsordner wieder findet.

d. Team Info:

Die Schüler gestalten in Absprache mit der MAV und der Unternehmenskommunikation des jeweiligen Hauses ein Informationsblatt für die Patienten, Pflegende, Ärzte und sonstige Mitarbeiter des Hauses (je nach Themenschwerpunkt getrennt voneinander). Des Weiteren erstellen die Schülerinnen in Absprache mit der MAV und der Unternehmenskommunikation des jeweiligen Hauses einen Fragebogen für die Patienten / Bezugspersonen der Station. Das „Team Info" ist während des Projektes für das Austeilen und Einsammeln der Fragebögen verantwortlich.

Wichtig: Am letzten Donnerstag des Projektes werten die Mitglieder des Teams die Fragebögen aus und bereiten die Ergebnispräsentation für die Evaluation am Folgetag vor.

e. Team Hygiene:

Zwei Schüler bilden das Team „Hygiene" und setzten sich mit den Hygienestandards des jeweiligen Hauses auseinander. Während des Projektes sind sie die ersten Ansprechpartner bei Hygienefragen und nehmen die Funktion der Hygienebeauftragten der Station wahr. Auch hier wird eine Hospitation bei den Hygienebeauftragten der Häuser empfohlen.

Die Ergebnisse, die die Schüler jeweils in Ihren Gruppen eigenverantwortlich erarbeitet haben, werden vor der eigentlichen Durchführung des Projektes den Lehrern und der Projektgruppe vorgestellt und ggf. überarbeitet. Dabei kann auf die Stationen zurückgegriffen werden.

Im Anschluss an die Vorstellung und Absegnung der Inhalte erstellen die Schüler daraus einen Stationsordner, der des Weiteren wichtige Telefonnummern (auch die Nummern der Schüler selbst) und stationsspezifische Besonderheiten (bspw. präoperatives Rasur Schema, geriatrische Konzepte oder das Baden im Bade-Eimer) enthält.

Im zweiten Block des Oberkurses findet eine Art Pflegeparcours statt, der zur Wiederholung von pflegerelevanten Tätigkeiten und Techniken (wie bspw. Bobath-Konzept, Übungen zur Reanimation, Infant Handling, etc.) dient.

Als Abschluss der Vorbereitungsphase findet eine Fallarbeit mit realen Pflegesituationen statt, um hier das Bewusstsein der Schüler auf die Komplexität der Pflegeprobleme während des Projektes zu schärfen.

4. Durchführung

- Projektstart: Freitags im Spätdienst (je nach Station)
- Beginn ist die ausführliche Übergabe der Stationsmitarbeiter an die Schülerinnen des ersten Spätdienstes. Die Schülerinnen werden nun die Station im Schichtdienst eigenverantwortlich organisieren und die Patienten adäquat betreuen. Darunter fallen Aufgaben wie:
  - Unterstützung bei der Körperpflege
  - pflegerischen Interventionen je nach Erkrankung
  - Teilnahme an Visiten und Ausarbeitung der Visite
  - Aufnahme- und Entlassmanagement
  - Übergaben, Pflegevisiten

- Vorbereitung und Nachsorge bei diagnostischen und / oder therapeutischen Eingriffen (endoskopische Untersuchungen, Operationen, etc.)
- mit anderen Berufsgruppen zusammenarbeiten, usw.

Ansprechpartner werden in ausreichender Zahl (pro Schicht 2 examinierte Pflegende bzw. Praxisanleiter, die Erst-Leitung oder Stellvertretung) vor Ort sein, die das Projekt begleiten und auch darauf achten, dass z. B. Untersuchungstermine eingehalten werden und die Patienten eine adäquate Betreuung erfahren. Einmal pro Schicht wird eine Pflegevisite durchgeführt, um die Pflegequalität zu kontrollieren und zu bewerten.

Die Lehrer sind an ihren jeweiligen Praxistagen aktiv im Projekt eingebunden. Montags ist eine Absprache im Kollegium bzgl. der Begleitung notwendig, am Wochenende ist dieses nur nach Bedarf erforderlich. Telefonische Absprachen sind jederzeit möglich.

Am Donnerstag der 3. Projektwoche endet dieses mit der ausführlichen Übergabe der Schüler an den Spätdienst der Station.

Am Freitag der 3. Projektwoche erfolgt die Projekt-Evaluation und die Schüler stehen der jeweiligen Station für mögliche Rückfragen zur Verfügung.

5. Evaluation

Die Evaluation beginnt mit einem gemeinsamen Frühstück im Bildungsinstitut, die jeweiligen Projektgruppen treffen sich separat in einem eigenen Studio. Als Teilnehmer sind neben den Schülern und der begleitenden Lehrperson die zentralen Praxisanleiter, Vertreter der dezentralen Praxisanleiter und ggf. die Erst-Leitung zugegen.

Die Eigentliche Evaluation startet im Anschluss und gliedert sich in folgende Punkte:

- Start: Welche positiven und negativen Gedanken herrschten vor dem Projekt?
- Planung: Wie ist die Planung verlaufen? Was lief gut, was lief schlecht? Was kann verbessert werden?

Hier sollte eine Differenzierung nach Schüler-Teams, Schule und Praxis vorgenommen werden.

- <u>Durchführung:</u> Hier wird die eigentliche Arbeit im Projekt evaluiert:
  - ○ Wie sah die fachliche Kompetenz im Allgemeinen aus? Stimmen Selbst- und Fremdeinschätzung überein?
  - ○ Wurde auf die Bedürfnisse und Wünsche der Patienten und Bezugspersonen eingegangen? Vorstellung der Fragebogen-Auswertung durch das „Team Info"
  - ○ Wie sahen Mitsprache und Einflussnahme seitens der Schüler aus?
  - ○ Wie werden Ablauf und Organisation eingeschätzt?
  - ○ Wie wird die Begleitung der Praxisanleiter bewertet? Wie bewerten diese die Schüler?
  - ○ Wie wird die Begleitung der Lehrkräfte bewertet? Wie bewerten diese die Schüler?
- <u>Ergebnis:</u> Was nehme ich mit? Was lasse ich da?
- <u>Welche Verbesserungen für das nächste Projekt</u> lassen sich festhalten?

Die Ausarbeitung der jeweiligen Punkte der Evaluation lassen sich je nach Gruppe und Gruppengröße in Kleingruppen erarbeiten.

Anlage 3: Grafik zur Altersstruktur und Bevölkerung, 1950–2060

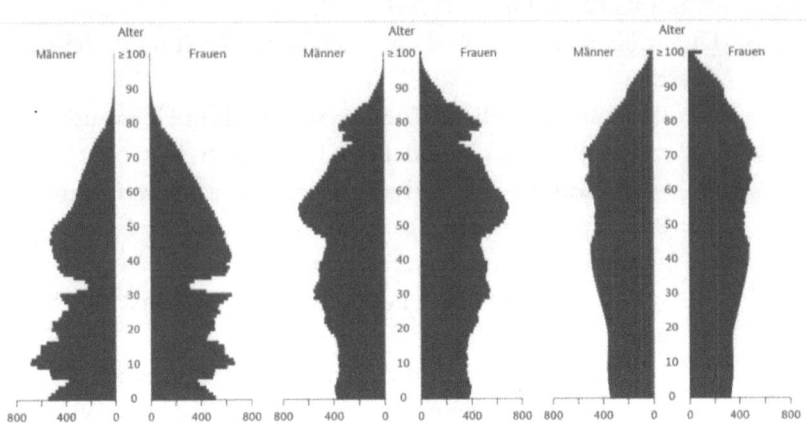

Altersstruktur und Bevölkerung, 1950–2060 (Bund – Länder Demografie Portal, 2021, o. S.)

Anlage 4: Auszug Hausarbeit FAS „Relevanz und Zuständigkeit politischer Bildung in der Pflegeausbildung – mit dem Ziel mündiger Pflegekräfte"

Auszug aus der Hausarbeit des Moduls FAS des Bachelorstudiengangs der Berufspädagogik der HFH von Fr. Filipe *„Relevanz und Zuständigkeit politischer Bildung in der Pflegeausbildung – mit dem Ziel mündiger Pflegekräfte"*

2.1 Definition – Mündigkeit?

Immanuel Kant schrieb in seinem Aufsatz *Beantwortung der Frage: Was ist Aufklärung?*, dass Unmündigkeit das Unvermögen sei, sich ohne Leitung eines anderen, seines eigenen Verstandes bedienen zu können (Kant, 2016, S. 5).

Der Wahlspruch der Aufklärung: „Sapere aude! Habe Mut dich deines eigenen Verstandes zu bedienen!" (Kant, 2016, S. 5), macht deutlich, dass Mündigkeit, Autonomie und Selbstbestimmung beinhalten, weshalb diese Begriffe oft in der Literatur synonym verwendet werden.

Rechtlich gesehen bedeutet Mündigkeit straf- und geschäftsfähig zu sein (Schacherreiter, 2016, o. S.), also für die eigenen Taten rechtlich zur Verantwortung gezogen werden zu können, aber auch Geschäfte abschließen zu dürfen.

Metaphorisch bedeutet es, Reife bzw. Verantwortung für bestimmte Bereiche übernehmen zu können, zu dürfen oder sogar zu müssen (Schacherreiter, 2016, o. S.).

Mündige Menschen tragen eine gewisse Verantwortung bei jeder ihrer Handlungen für sich selbst und für die Gesellschaft in der sie leben. Sie besitzen das Wahlrecht und können so politische Prozesse beeinflussen oder selbst politisch aktiv werden.

Mündigkeit kann also als Fähigkeit definiert werden, sich selbst um eigene Angelegenheiten zu kümmern, ohne dabei Führung von Anderen zu benötigen, sondern sich seines eigenen Verstandes zu bedient.

3 Zuständigkeit der Vermittlung von Mündigkeit
Bereits in den pädagogischen Leitbildern einzelner Kindergärten und Betreuungseinrichtungen kann man lesen, dass sich die Fachkräfte zum Ziel gesetzt haben, kleine Kinder zur Mündigkeit zu erziehen. Zwei dieser Leitbilder sind in Anlage eins und zwei zu finden.

Es wir bei der Erziehung auf das Bedürfnis der Kinder nach Achtung der Persönlichkeit, Selbstbildungsprozessen, Autonomie, Solidarität und Kompetenzen geachtet (Regenbogenkinder e. V., 2020, o. S.).

Auch hier wird schon der Begriff der Mündigkeit und Demokratie genannt und das Mitentscheiden der Kinder gefördert (Apfelbäumchen e. V., o. J., o. S.).

Ob die Kinder bereits vorher zur Mündigkeit erzogen werden, hängt ganz vom Erziehungsstil und der Lebensweise der Eltern ab und ist daher ganz individuell.

Spätestens mit dem Eintritt in die Schullaufbahn werden Kinder und Jugendliche hinsichtlich der Mündigkeit gefördert.

Die Rahmenvorgabe des Landes NRW vom Ministerium für Schule, Wissenschaft und Forschung gibt Mündigkeit und politische Bildung als

Zielgröße vor (Ministerium für Schule, Wissenschaft und Forschung des Landes Nordrhein-Westfalen, 2001, S. 3). Hier heißt es, dass politische Bildung politische Mündigkeit und entsprechende Handlungskompetenz zum Ziel hat und einen wesentlichen Erziehungsauftrag von Schule darstellt (Ministerium für Schule, Wissenschaft und Forschung des Landes Nordrhein-Westfalen, 2001, S. 3).

Prof. Dr. Sybille Reinhardt schreibt in ihrem Buch *Politik Didaktik*, dass der politische Bildungsprozess problembehaftet, komplex und unsicher ist und im familiären Lebensbereich eher Erziehungsziele wie Loyalität, Klarheit und Eigen- sowie Gruppeninteressen verfolgt werden (Reinhardt, 2019, S. 16) und dass Mündigkeit und politische Bildung in den Richtlinien für schulischen Unterricht genannt werden (Reinhardt, 2019, S. 17).

Es lässt sich daher zusammenfassen, dass die Vermittlung von Mündigkeit im Leben eines jeden Menschen individuell verläuft und abhängig vom privaten Lebensraum, pädagogischer Betreuung im Kindesalter und der jeweiligen Schulbildung ist.

Während die einen bereits durch elterliche Erziehung oder durch das pädagogische Konzept einer Betreuungseinrichtung sensibilisiert werden, werden andere Kinder und Jugendliche erst in der Schule mit dem Bildungsprozess der Mündigkeit konfrontiert.

In der Rahmenvorgabe des Landes NRW ist auch zu lesen, dass politische Bildung und damit auch Mündigkeit als Lernprozess nicht mit Beendigung der Schullaufbahn abgeschlossen ist und sich stetig weiter entwickeln muss, um die eigene Gesellschaft aktiv und verantwortungsvoll mitgestalten zu können (Reinhardt, 2019, S. 17). Hier finden wir bspw. Hinweise darauf, dass Mündigkeit auch in der Berufsausbildung weiter gefördert werden sollte.

5 Politische Bildung und ihre Aufgaben

Unter politischer Bildung versteht man alle planvollen, organisierten und kontinuierlichen Maßnahmen von Bildungseinrichtungen, die darauf abzielen, Jugendliche und Erwachsene mit Voraussetzungen auszustatten, die ihnen die Teilhabe am politischen und gesellschaftlichen Leben ermöglichen (Andersen & Woyke, 2013, o. S.).

Im Mittelpunkt politischen Unterrichts steht die Mündigkeit. Schüler sollen lernen sich selbst zu reflektieren und dabei autonom und verantwortungsvoll zu agieren. Die Lernenden sollen Prozesse und Geschehnisse hinterfragen, Kritik üben und ggf. widersprechen. Sie lernen Handlungsalternativen zu berücksichtigen und zu entwickeln, anstatt sich nur der vorgegebenen Meinung anzuschließen (Sander et al., 2017, S. 21).

Ziel von politischem Unterricht ist es, Demokratie zu lernen (Reinhardt, 2019, S. 10). Was früher bei der Zielformulierung von Politikunterricht als „Qualifikation" bezeichnet wurde, wird heute durch den Begriff „Kompetenzen" ersetzt, wodurch die einzelnen Stufen des Lernens besser abgebildet werden können (Reinhardt, 2019, S. 10).

8 Gründe und Ziele für politische Bildung in der Pflege

Bereits in der Ausbildungs- und Prüfungsverordnung des Krankenpflegegesetzes von 2003 heißt es, dass Auszubildende befähigt werden sollen Entwicklungen im Gesundheitswesen wahrzunehmen, lernen sollen die Folgen dieser Entwicklung einzuschätzen und sich an Diskussionen hierzu beteiligen sollen (Ausbildungs- und Prüfungsverordnung, 2003, o. S.).

Auch in den neuen Rahmenlehrplänen der Fachkommission nach § 53 Pflegeberufegesetz finden wir Hinweise darauf, dass Auszubildende in der Ausbildung zur/zum Pflegefachfrau/-mann politisch geschult werden sollen, bzw. die Selbstständigkeit und Kritikfähigkeit gefördert werden soll, damit die Auszubildenden befähigt werden vorbehaltenen Tätigkeiten auszuführen.

Hier heißt es, dass die Ausbildung darauf ausgerichtet ist, Kompetenzen zu erwerben und eng mit der Handlungsorientierung verbunden ist, um Bereitschaft und Befähigung aufzubauen. Es wird nicht nur professionelles Pflegehandeln, sondern auch die eigene persönliche Weiterentwicklung gefordert, welche auch das Berufsverständnis und das pflegerische Selbstverständnis einbeziehen (Ammende et al., 2019, S. 7ff).

Immer wieder ist im Rahmenlehrplan die Rede von: Selbstständigkeit, Eigenständigkeit, Verantwortungsübernahme, vorbehaltenen Tätigkeiten, Mitbestimmungsmöglichkeiten und dass die Auszubildenden sich ein eigenes Urteil bilden lernen sollen (Ammende et al., 2019, S. 7ff). Auch die Wörter: hinterfragen, revidieren, Kritik und Weiterentwicklung lassen darauf schließen, dass Mündigkeit bei Pflegekräften vom Gesetzgeber erwünscht, sogar gefordert wird und sich Auszubildende so ein eigenes Urteil bilden können unter Einbezug ihrer Kenntnisse und Fähigkeiten, ohne Führung von Anderen.

Christiane Zink ist der Meinung, dass es viele Wege gibt und vor allem gute Gründe für junge Pflegefachkräfte, berufspolitisch aktiv zu sein, da sich sonst an den beruflichen Rahmenbedingungen nichts ändern werde, wenn es die Berufsgruppe nicht selber einfordert (Ludwig, 2015, o. S.).

Es wäre eine Chance, die Weiterentwicklung unserer Profession aktiv mitzugestalten und auf diese Weise das berufliche Selbstverständnis angehender Pflegekräfte zu stärken und positiv zu beeinflussen.

Berufspolitik ist wichtig, um den Berufsstand weiterzuentwickeln, Selbstständigkeit zu fördern und Handlungskompetenz bei Pflegenden in der Ausbildung zu bewirken.